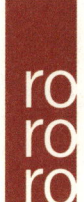

Helene Sommerfeld ist das Pseudonym eines in Berlin lebenden Autoren-Ehepaars. Viele ihrer Romane und Sachbücher waren internationale Bestseller. Die Historien-Saga um «Die Ärztin» Ricarda Thomasius ist im Berlin der Kaiserzeit angesiedelt, als Medizin und Technik bahnbrechende Fortschritte machten. Mit der Reihe feierte Helene Sommerfeld große Erfolge, Band 2 stand auf Platz 1 der Bestsellerliste.

HELENE SOMMERFELD

Ä R_{DIE}Z T I N

*Gesundheitstipps
aus Kaisers Zeiten*

Rowohlt Taschenbuch Verlag

Veröffentlicht im Rowohlt Taschenbuch Verlag,
Hamburg, September 2019
Copyright © 2019 by Rowohlt Verlag GmbH,
Hamburg
Überarbeitete und erweiterte Neuausgabe von Helene Sommerfeld,
«Wie man Kopfschmerzen mit dem Holzhammer vertreibt»
Copyright © 2018 by Rowohlt Verlag GmbH,
Reinbek bei Hamburg
Umschlaggestaltung und -abbildung HAUPTMANN & KOMPANIE
Werbeagentur, Zürich
Satz Garamond Premier Pro bei Dörlemann Satz, Lemförde
Druck und Bindung CPI books GmbH, Leck, Germany
ISBN 978-3-499-00219-9

DIE KAISERZEIT –
ZUM STAUNEN UND
SCHMUNZELN

— ◆ —

Wie selbstverständlich fahren wir heute Auto, benutzen die Straßenbahn, lassen uns impfen oder röntgen. Dass das etwas mit der deutschen Kaiserzeit zu tun hat, dürfte dabei den wenigsten Menschen in den Sinn kommen. Doch es sind Erfindungen, die in den Jahren von 1871 bis 1918 gemacht wurden und die den Grundstein für so vieles legten, das wir heute völlig normal finden. Dieses nicht einmal halbe Jahrhundert war eine Epoche voller Gegensätze. Unseren Ururgroßeltern machten die rasanten Entwicklungen oftmals Angst und Bange, denn ihr Leben veränderte sich so schnell, dass sie meinten, davon regelrecht krank zu werden.

Was damals alles passierte, ist so spannend wie in kaum einer anderen Zeit, dachte ich, als ich für «Die Ärztin», meine Saga rund um die Familie von Ricarda Thomasius, zu recherchieren begann. In Antiquariaten und Archiven besorgte ich mir zahlreiche Bücher, die mir halfen, mich einzufühlen und hineinzudenken in das, was die Menschen jener Tage erlebten.

Mit diesem Buch möchte ich Sie teilhaben lassen an meinen Originalquellen. Vieles wird Sie staunen lassen, anderes Sie vielleicht erschrecken und über Einiges werden Sie schmunzeln.

So ließen die Damen sich in Badekarren ins Wasser fahren,

um anschließend in Umhängen im Meer zu planschen. Die Herren trugen Bartbinden, mit denen sie nachts zu ihren Gemahlinnen ins Bett stiegen, denn die Enden sollten so nach oben zeigen wie jene des Kaisers. Des Regenten Gesichtsschmuck trug sogar einen eigenen Namen: *Es ist erreicht.* Und in der Schule sangen die Kinder: «Der Kaiser ist ein lieber Mann, er wohnet in Berlin, und wär' das nicht so weit von hier, so ging' ich heut' noch hin.» An seinem Geburtstag war Feiertag und wenn die Sonne vom klaren Himmel lachte, sagte man glücklich: «Heute ist Kaiserwetter!»

Jene 47 Jahre, in denen in Deutschland drei Kaiser herrschten, begannen mit Wilhelm I. Der König der Preußen war schon 74, als Fürst Bismarck ihn 1871 überredete, sich die Krone des deutschen Kaisers aufs Haupt setzen zu lassen. Sein Sohn Friedrich III. war bei seiner Krönung sterbenskrank und machte nach nur 99 Tagen Platz für seinen Ältesten, den berühmtesten der drei Kaiser. Wilhelm II. war in Orden und Uniformen vernarrt. Gelegentlich trug er einen Helm, auf dessen Spitze ein Adler montiert war, der so groß wie sein Kopf war. Aber er drang auch auf überfällige soziale Reformen, verbot Kinderarbeit, führte Arbeitervertretungen ein und wollte Beschützer der Armen sein.

Das Los der Frauen hatte er dabei weniger im Sinn. Das Gesetz besagte, dass sie nur arbeiten durften, wenn der «Göttergatte» es erlaubte. Sie hatten sich dem «Eheberuf» zu widmen und lasen in *Feierstunden. Illustriertes Unterhaltungsblatt für jedermann* Ratschläge wie diesen: «Geistige Überanstrengung, vieles Grübeln und Nachdenken ruft Erkrankungen der Gehirnzellen hervor.» Ein Werk mit dem Titel *Das Weib als Jungfrau* rettete ihren Tag mit der folgenden Schlauheit: «Durch Liebe beherrscht das Weib die Welt, verschönt und veredelt sie und sich selbst und hebt den Mann zur eigenen sittlichen Höhe und Gesittung empor.»

Das «Weib» galt als Wesen, das ohne Mann nicht leben konnte. Wie auch aus dem wohl einflussreichsten Ratgeberbuch jener Zeit zu erfahren war – *Die Frau als Hausärztin. Ein ärztliches Nachschlagebuch*. Anna Fischer-Dückelmann, die Autorin des weit über tausend Seiten dicken Bestsellers, studierte als eine von wenigen deutschen Frauen in Zürich.

Wäre Ricarda Thomasius nicht meine Erfindung – sie hätte der jungen Anna Dückelmann durchaus begegnen können. Ob die beiden Freundinnen geworden wären, bezweifle ich. Wenn Sie «Die Ärztin» lesen, erkennen Sie sie vermutlich in einer anderen Figur wieder. Einer, mit der Ricarda im ständigen Widerstreit liegt …

Die in Deutschland an nur einer Hand abzuzählenden Ärztinnen und ihre männlichen Kollegen standen zu Kaisers Zeiten den großen Rätseln der Medizin noch hilflos gegenüber. Sie wussten zwar von Krebs, Schlaganfall und Lungenentzündung, hatten aber noch keine Therapie, um sie zu bekämpfen. Wenn Sie in diesem Buch blättern, werden Sie stattdessen auf Krankheiten stoßen, von denen Sie vermutlich noch nie gehört haben. Neurasthenie zum Beispiel. Oder Bleichsucht und Kopfkongestion. Und dann die Hysterie! Wusste der Herr Doktor nicht weiter, dann wurde die Patientin eben als hysterisch diagnostiziert.

Manche Gesundheitstipps lassen uns heute schmunzeln. Dass Kaffeegenuss zu Erblindung führt, zum Beispiel. Acht Pfund Weintrauben täglich – selbstverständlich eigenhändig entkernt – sind der schlanken Linie zuträglich. Zu etwas anderem wird die Zeit dabei wohl kaum gereicht haben … Die richtige Ernährung verhindert zudem Schweißfüße. Alle zwei

Stunden zwei bis drei mit Whisky vermengte Eigelb gelten als stärkend.

Ob diese Heilmethoden geholfen haben?

Sie werden mir hoffentlich nachsehen, dass ich für die Gesundheitstipps und Hausmittel in diesem Buch keine Gewähr übernehmen kann. Nun ja, nicht für alle, aber für diesen Rat durchaus: «So wie Kummer zu Siechtum führt, Schreck den Tod bringen kann, so kann Freude und Heiterkeit Besserung und Heilung bringen. Freude ist das beste Heilmittel, eine Lachkur ist eine unersetzliche Arznei.»

In diesem Sinne wünsche ich Ihnen eine angenehme Lektüre!

Ihre Helene Sommerfeld

INHALT

— ◆ —

TEIL 1

*Guter Rat in
allen Lebenslagen*

11

TEIL 2

*Die richtig
zubereitete Krankenkost*

183

TEIL 3

Bewährte Hausmittel

189

TEIL 4

*Wie man die eigene
Hausapotheke anlegt*

201

Klärende Worte
zu unklaren Worten

205

Verzeichnis der
verwendeten Bücher

206

— ◆ —

Guter Rat
in allen
Lebenslagen

A

Abenteuerlustige Mädchen

Bei abenteuerlich gestimmten Mädchen ist der Kuriertrieb die Triebkraft, welche sie auf die Universität treibt. Wie peinlich ist hier die Stellung eines sittsamen Mädchens; die männlichen Mitstudenten werden sich so bald nicht an Kolleginnen aus «dem schönen Geschlecht» gewöhnen. Sie werden den Emanzipierten mit kränkenden Zweifeln und Neugierde begegnen. Wie sollen Jungfrauen anatomische Studien gemeinsam mit Jünglingen, gelehrt von Männern, treiben, ohne das weibliche Zartgefühl tief, meistens unheilbar, zu verletzen![8]

— ◆ —

Abgehende Gase

Alle nervös Erregten und die an Schlaflosigkeit Leidenden müssen für eine Dattelkur allmählich ihre Ernährung so einrichten, dass sie täglich bis zu 2 Pfund Datteln zu sich nehmen. Übelriechend abgehende Gase, durch Übersäuerung des Magens, werden durch den Zucker der Datteln gebunden. Kulturmenschen können nicht in die Wüste wie ein Araber, der schwer krank ist und dabei einen Sack voll Datteln mit sich

mitnimmt und bei Sonnenbädern eine Art Trockenkur durch-
macht. Er kommt ein paar Wochen später geheilt zurück.[7]

— ◆ —

Aderlass

Oberstabsarzt Dr. Dyes lehrte, dass Bleichsucht am besten
mittels Aderlass geheilt wird. Er begründete es damit, dass das
Blutwasser und die weißen Blutkörperchen vermehrt seien
und dass sich eine bessere Blutzusammenstellung einstelle,
wenn ein Teil des kranken Blutes entzogen wird. Bei Aderlass stellt man zuerst das Körpergewicht fest und entnimmt
dann ein Gramm Blut auf ½ Kilo seines Gewichtes. Dann lässt
man Bettruhe einhalten und mit Hilfe eines schweißtreiben-
den Tees stark schwitzen. Essen dürfen die Kranken erst nach
24 Stunden. Auf eine baldige Wiederholung des Aderlasses
legte Dr. Dyes großes Gewicht.[5]

— ◆ —

Abhärtung nicht übertreiben

Vom Abhärtungsfanatismus Betroffene fügen sich natürlich
nur Schaden durch ihre Übertreibung zu. Und da sie durch
ihre Übertreibung verblendet oder gar blind in ihrem Urteil
sind, so glauben sie, diese Schädigung rühre daher, dass sie den
Anforderungen der Abhärtung nicht Genüge geleistet, dass sie
in dieser Hinsicht zu wenig getan haben. Die Folge davon ist,
dass sie ihre Methode noch steigern und verschärfen, dass dem-
gemäß aber auch die Schädigungen anwachsen und sie sich
schließlich zu Grunde richten.[3]

Ästhetisch korrekter Gang der Frau

Einen beachtenswerten Hemmungsmoment für den ästhetisch korrekten Gang bilden für die Frau die Tage der Monatsperiode. 60 Tage im Jahr läuft die Frau Gefahr, noch schlechter als sonst zu gehen! Eine Frau sollte danach trachten, gerade in diesen Tagen schon vorhandene Mängel im Gehen, Stehen, Sitzen nicht noch zu erhöhen. In dieser Zeit besteht die Schönheitsgefahr, die nur verständige Einsicht und nie erlahmender Wille zu bekämpfen imstande ist. Übrigens ist Gehen während der Periode nicht schädlich.[4]

— ♦ —

Afterjucken

Es kann rein nervös sein, und ist das qualvollste von allen, weil es durch Kratzen noch ärger wird und schwer zu heilen ist. Seine Ursache liegt in einer Erkrankung des Nervensystems, tritt bei Hysterie als selbständiges Nervenübel auf. Behandlung: Beseitigung der Darmschmarotzer. Kühle Bleibeklistiere, warme Sitzbäder und alle erregenden Speisen und Getränke meiden.[5]

— ♦ —

Alte Onanistinnen

Weibliche erwachsene Onanisten sind nicht selten. Sie zeigen oft heftige Reue, haben Angst vor ernsten Folgen, machen große Willensanstrengungen, um sich von der bösen Leidenschaft zu befreien. Alte Onanistinnen sind zur Ehe wenig tauglich; entweder leiden sie an Scheidenkrämpfen, oder sie sind gegen die Annäherung des Mannes empfindungslos, oder sie ist ihnen widerwärtig. Bei eingetretener Erschlaffung der Gebärmutter wird auch die Mutterschaft schwierig. Bei temperamentvollen jungen Mädchen ist die Ehe das beste Heilmittel. Die immer häufigere Ehelosigkeit treibt Männer und Frauen in die Onanie.[5]

— ◆ —

Alt und jung

Wenig ratsam und glücksverheißend ist die Verbindung eines jungen Mannes mit einem älteren Weib, denn diese will den Mann lenken und leiten, da sie in ihrer Entwicklung dem Mann voraus ist. Bei lebhaften und kraftvollen Charakteren entwickelt sich unausbleiblich eine Herrschsucht, sodass die wahre Harmonie unmöglich wird. Ein junges Mädchen an das Bett eines Greises zu fesseln ist nicht nur natur- und gesundheitswidrig, sondern auch in hohem Maße unmoralisch, weil es die Gesetze der Natur mit denen der Pflicht in Konflikt bringt.[6]

— ◆ —

Andersartige Sitten

Sehr zu empfehlen ist, orientalische Sitten anzunehmen, nämlich vor dem Betreten der Wohn- und Schlafräume die Fußbekleidung zu wechseln. Viel Schmutz, Staub, Krankheitskeime und üble Gerüche blieben so außerhalb der Wohnräume. Aus dem Bau, der Ausstattung und dem Gebrauch eines japanischen Zimmers können wir mancherlei lernen. Und wenn die Japaner durchaus an unseren Unsitten zugrunde gehen wollen, so sollten wir klug genug sein, aus ihren Sitten das Beste für uns selbst zu retten.[7]

— ◆ —

Angesichtskundler

Es gibt Leute, die sich in der Physiognomik so beschlagen dünken, dass sie jeden Menschen auf den ersten Blick erkannt zu haben glauben, ohne sich um die sieben Scheffel Salz, die man zu diesem Zweck mit ihnen zu essen hat, oder um die erforderliche Prüfung von Herz und Nieren zu kümmern. Wer einem solchen Angesichtskundler in die Hände oder unter die Augen fällt, der ist verkauft und verloren; er wird prognostisch skalpiert, und er darf nie etwas anderes sein, als in dem Befund des Betreffenden enthalten war. Trotzdem sind solche Opfer weniger zu bedauern als solche Analytiker, denen man passend den Beinamen Schnellanalytiker geben könnte.[3]

— ◆ —

Anstarren

In Studentenkreisen nennt man das fixieren, und dies wird als Beleidigung gesehen, die sogar zu Duellen Veranlassung gibt. In den meisten Fällen ist anstarren eine ungeheure Übertreibung, um nicht zu sagen, dass hauptsächlich Dummköpfe starren, oder Menschen, denen die nötige Zurückhaltung fehlt.[3]

— ◆ —

Arsenikgrüne Kleider

Eine Gefahr liegt in dem Abfärben des Arsenikgrüns von damit gefärbten Ballkleidern und Ballkränzen. Die zu den Ballkleidern verwendeten Tarlatane hat man bis zur Hälfte ihres Gewichts mit Arsenikgrün überzogen gefunden. Die Farbe ist nur lose mit Stärke aufgelegt und fliegt bei der geringsten Reibung in Staubwolken ab. Man hat berechnet, dass ein arsenikgrünes Ballkleid bis zu 50 g Arsenik erhalten und bis zu 4 g Arsenikgrün an einem einzigen Ballabende abstäuben kann, innerlich gegeben genügend, um ein paar Dutzend Menschen zu vergiften.[6]

— ◆ —

Arzneisiechtum

Unzählige Menschen leiden am Arzneisiechtum, indem sie etwas einnehmen in der Hoffnung, endlich einmal auf ein Mittel zu treffen, das die ersehnte Heilung bringen wird. Oft verliert der Organismus von falschen Arzneimitteln die Widerstandskraft. Es bilden sich gefährliche Ablagerungen im Körper, und es entwickelt sich unheilbares Siechtum. Gerade Frauen werden beherrscht von Arzneimittelsucht, und die Folgen sind traurige Verwüstungen an ihrem Leibe. Diese Frauen lassen sich aber selten aufklären und sind meist der Gesundheitspflege unzugänglich. Solchen ist nicht mehr zu helfen! Alle aufrichtigen und fortschrittlichen Ärzte setzen anstatt auf Arzneiverordnungen immer mehr auf Hygiene.[5]

— ◆ —

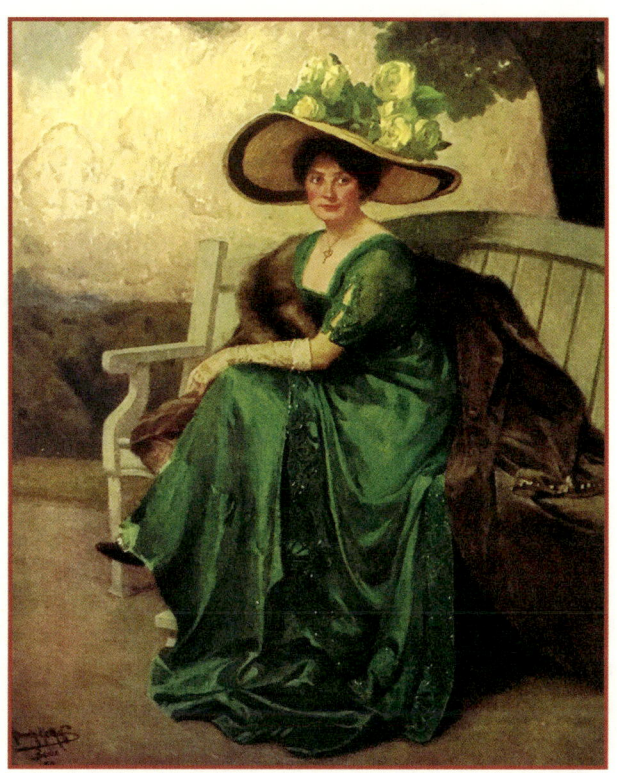

Auf dem grünen Rasen

Man gebe um Himmelswillen dem Trieb der Kinder zum Sitzen und Lernen nicht zu viel nach; er ist schon Kränklichkeit
und Unnatur, und solche Kinder müssen gerade am meisten
zur Bewegung angetrieben werden. Ist eine Krankheit schon
eingewurzelt, dann sind die allerstärksten Bewegungen nötig,
und zwar immer im Freien und auf grünem Rasen, oder unter Bäumen. Ich habe einige Male gesehen, dass Skrofeln, die

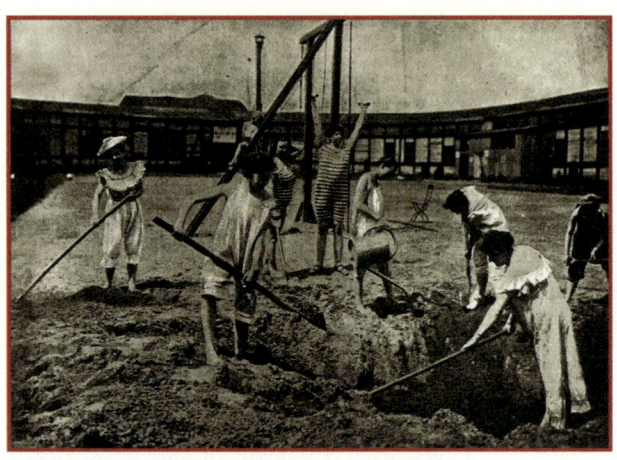

Frauentag im Lichtluftsportbad
am Kurfürstendamm in Berlin.

vergebens durch die ausgesuchtesten Mittel bekämpft worden
waren, sich von selbst verloren, als der Patient anfing zu reiten,
oder eine andere stark bewegte Lebensart zu führen. Das Fahren ist freilich in diesem Sinn gar keine Bewegung, und höchstens als ein mechanisches Erschütterungsmittel zur Zerteilung
der Stockungen zu betrachten, aber nie wird es die Stärkung
des Tons, die Erweckung und gleichförmige Verteilung der Le-
benskräfte bewirken, die aktive Bewegungen hervorbringen.
Man lasse sich also ja nicht durch das Wort Bewegung verfüh-
ren, dies für gleichbedeutende Dinge zu halten. Nur für kleine
Kinder und für äußerst schwache mag es dienen.[12]

— ◆ —

Augenbäder

Bei Neurasthenischen, Blutarmen und Augenkranken tritt oft die Unfähigkeit ein, im Dunklen zu sehen. Kühle Augenbäder, reichlich Schlaf, Aufenthalt im Grünen bringt Besserung. Mit derartigen Augenerscheinungen hängt auch oft ein allgemeiner Niedergang der Kräfte zusammen.[5]

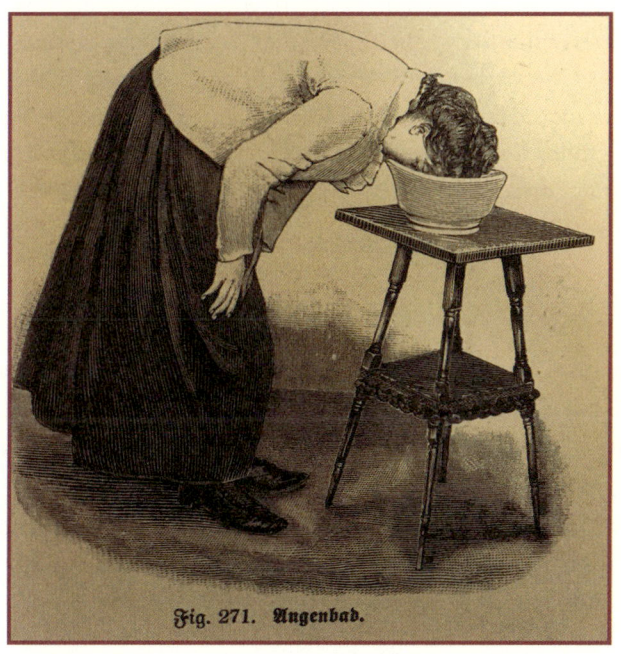

Fig. 271. Augenbad.

— ◆ —

Ausschweifungen

Um geschlechtliche Ausschweifungen und Onanie zu verhüten, ist das Hauptmittel eine körperliche und geistig-sittliche

Kräftigung von Jugend auf. Eine richtige Erziehung, natürliche Lebensweise, Mäßigung im Alkoholgenuss, Ablenkung von verführerischen Gedanken, Vermeidung von einseitiger Anstrengung des Geistes und der Fantasie, Kräftigung des Körpers (Schwimmen, Fußpartien, Spiele im Freien) ist ausschlaggebend. Alles was Sinnlichkeit und Fantasie anregen kann (vorzeitiges Romanlesen, Tanzen, Besuch von Ballett, Zirkus, Gemäldegalerien, Antikenkabinetten und dgl.), ist zu unterlassen. Eltern haben Benehmen, wie Verkehr, zu überwachen. Übertriebene Prüderie ist fehlerhaft. Bei der Kleidung achte man darauf, dass die Hosen nicht zu eng sind, weil andauernder Druck auf die Genitalien leicht einen nachteiligen Reiz auf diese ausübt.[6]

— ◆ —

Autorität

Ein Weib als Arzt, Pfarrer, Advokat ist eine unnatürliche Erscheinung. Es verschwindet das Weib gänzlich, es bleibt nur ein schwächlicher Mann in Weiberrobe übrig; jedenfalls eine unerträgliche, den Zwiespalt in sich tragende Gestalt, ein Zerrbild! Wir können das Weib nicht verlieren, weil wir die Familie nötig haben; in ihr ist der Mann die Autorität, der Erwerber, der Schützer, das Weib die Pflegerin der Liebe, Sitte und Schönheit.[8]

B

Ballsüchtig

Ein Ball wird verwerflich, wenn er dazu dient, durch Putz Aufsehen zu erregen und ein Marktplatz für heiratslustige Mädchen zu werden. Hier bleibt der kritischen Männerwelt als Käufer die Wahl überlassen. Nur ballsüchtige Mädchen ohne Charakter und Stolz werden sich dort hinsetzen und warten, bis prüfende Männerblicke auch sie treffen.[5]

— ◆ —

Bantingkur

Dies ist eine Diätkur, die ausschließlich aus Fleischkost besteht, wobei eine allgemeine Abmagerung rasch eintritt, da weder Mensch noch Tier vom Fleisch alleine leben können.[5]

— ◆ —

Barbiere

Die Verbreitung der Naturheilmethode hat dazu geführt, dass viele Personen meinen, dass Ärzte und Medikamente überflüssig seien und sie mit kaltem Wasser alles heilen können. Auch

Barbiere, Wund- und Afterärzte greifen, wenn ihre Weisheit zu Ende ist, mit Vorliebe zum kalten Wasser und richten dadurch unheilbaren Schaden an. Man darf nicht vergessen, dass Kälte lähmt und die Anwendung kalten Wassers unter Umständen sofortigen Tod hervorruft.[9]

— ✦ —

Bauchfettübung

Das Bücken ist den meisten Menschen eine leidige Bewegung. Mit leichtem Seufzer oder etwas kräftigerem Fluch wird das Heruntergefallene aufgenommen. Dennoch ist gerade diese Bewegung eine wunderbare gymnastische Übung. Durch das Bücken werden Unterleibsorgane und Därme angeregt und das mit Vorliebe in der Bauchdecke angesammelte Fett beseitigt. Daher ist es ratsam, möglichst viel fallen zu lassen, um durch das methodische Rumpfbeugen die Unterleibsorgane gesund zu erhalten.[7]

— ✦ —

Becken

Bei Nervosität spielen beim weiblichen Geschlecht die Beckenorgane eine große Rolle. Man lasse nervöse Frauen und Mädchen zuerst gründlich untersuchen, ob Gebärmutter und Eierstöcke frei sind.[5]

— ✦ —

Begattung

Mit der Beendigung der Geschlechtsreife (Mannbarkeit oder Pubertät) erwacht bei beiden Geschlechtern neben der Liebe zueinander der Drang zur Begattung. Leider verschieben nun aber viele nicht die Vereinigung, wie es die Natur verlangt, bis zur Vollendung der Geschlechtsreife (zum 20. bis 24. Jahre), sondern nehmen diese schon während des Reifens vor, was vorzeitiges Altern, Nervenschwäche und die Erzeugung schwächlicher und elender Kinder hervorruft. Beim männlichen Geschlecht richtet anderweitiger Samenverlust (durch Pollutionen, Onanie) oder außerehelicher Beischlaf, bevor die Mannbarkeit die höchste Stufe erreicht, großen Schaden an. Der Geschlechtstrieb, der beim Menschen nicht periodisch wie beim Tier in der Brunftzeit eintritt, sollte stets unter der Herrschaft der sittlichen Kraft stehen, sodass er selbst vollständig unterdrückt werden kann.[6]

— ◆ —

Behandlung von Entzündungen

Zur Behandlung von Entzündungen kann man lauwarme Bäder oder Malzabkochungen empfehlen sowie Einreibungen von Muskatbalsam, oder das Auflegen eines blutwarmen Netzes aus dem inneren eines frisch geschlachteten Kalbes. Schlafen sollte man auf Matratzen von Heu, Seegras, Königsfarn, sowie den Körper mit Flanell abreiben, welcher mit Bernstein geräuchert worden ist.[9]

— ◆ —

Beischlaf

Die übermäßige Ausübung des Beischlafs bei Neuvermählten bringt Überreizung vom Rückenmark und Gehirn, Müdigkeit, Unlust zu arbeiten usw. Das Weib kann den Beischlaf öfter ausüben, weil die Erregung nicht dieselbe Höhe erreicht wie beim Mann. Steigert sich die Erregung wie beim Mann – was aber bei den meisten Weibern nicht vorkommt –, so stellen sich örtliche Leiden der Geschlechtsorgane ein oder nervöse Erkrankungsformen. Die Schranke der Mäßigkeit sieht man, wenn die Erektion des Gliedes erzwungen werden muss, oder wenn nach der Begattung anstatt erquickender Ruhe ein unruhiger Schlaf, Kopfweh und Ermattung folgt. Die Ausübung des Beischlafs im Greisenalter (ab 60) ist verderblich. Der Greis wird dadurch zu früh in die Arme des Todes geführt.[6]

— ◆ —

Beißende Männer

Das Schreien und Beißen leidenschaftlicher und unmäßiger Männer während des Begattungsaktes, als Zeichen höchster Geschlechtslust, ist mit dem Sadismus verwandt. Bei gewissen Tieren ist der Liebesakt auch mit grausamer Wildheit verbunden, man kann deshalb ähnliche Äußerungen beim Mann als tierisch bezeichnen, als Äußerung einer niedrigen Kulturstufe. Sie können bei nervenkranken Männern auch zu Satyriasis, der Begattungswut, führen. Oft stecken Gehirn-, Rückenmarksleiden und Schwindsucht dahinter. Man sollte solche Männer nie ohne Aufsicht und energische, ärztliche Behandlung lassen, in gefährlichen Fällen sogar Entmündigungen und Freiheitsberaubung eintreten lassen, denn das Unheil, das ein einziger solcher Wüstling bei voller Freiheit anrichtet, ist nie mehr gutzumachen.[5]

— ◆ —

Belüftung des Kopfes

Eine schöne schmale Scheitelabteilung erhält man durch öfteres Verlegen der Scheitellinie um eine Wenigkeit nach rechts oder links. Diese Scheitellinien sind wichtig zur Belüftung des Kopfes, um somit den Geist rege zu halten.[1]

— ♦ —

Bergkrankheit

Nicht genügend trainierte Hochtouristen oder solche, die mit Vollblütigkeit oder Fettleibigkeit behaftet sind, werden bei der Alpenbesteigung von der sogenannten Bergkrankheit befallen, die sich in Brustbeklemmung mit Erstickungsangst und heftigem Klopfen des Herzens äußert. Eine Rückkehr vom Berg sollte schon angetreten werden, wenn Anwandlungen sich einstellen.[3]

— ♦ —

Berufskrankheiten

Viele Frauen haben ihre Augen durch nächtliche Näharbeiten ruiniert! Sie haben z. B. auch verkrümmte Finger, die durch einförmige Händearbeit entstehen können. Andere haben sich Krampfadern, Gicht usw. durch Stehen, Arbeiten im Wasser oder kalten Räumen geholt. Leute am Webstuhl und Schneider sind zu Tausenden der Schwindsucht zum Opfer gefallen.

Eigentlich müsste man ermüdete Mütter, welche Jugend, Gesundheit und Schönheit der Mutterschaft opferten, auch zu den durch Beruf erkrankten rechnen; denn die Opfer der Kindererzeugung und der Haushaltung sind in weiblichen Kreisen sehr zahlreich, und die Mutterschaft ist ja der Hauptberuf des Weibes.[5]

— ◆ —

Berufswahl des jungen Mädchens

Der Beruf, den das junge Mädchen sich erwählt, soll aber nicht ihr Lebenszweck bleiben, er soll möglichst so beschaffen sein, dass er leicht aufgegeben werden kann, wenn sich Gelegenheit bietet, ihn gegen den Eheberuf einzutauschen, dass er keine

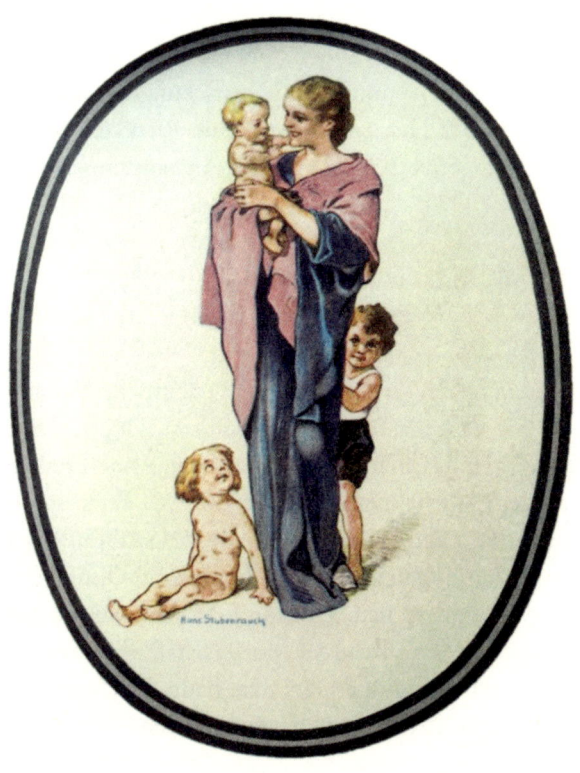

körperlichen oder seelischen Schädigungen mit sich bringt, die das Mädchen für den Mutterberuf unbrauchbar oder minderwertig machen.[18]

— ◆ —

Bettprobleme

Die Erwärmung, die für Füße angezeigt ist, ist dem Kopf schädlich. Viele Menschen legen sich mit blutüberfülltem Hirn infolge geistiger Arbeit, erregender Unterhaltung usw. ins Bett; statt aber zu kühlen, zu beruhigen, erhitzen warme Federkissen den Kopf. Nun beginnt das erregte Träumen, das Hin- und Herwerfen im unruhigen Schlaf. Daher ein flaches Rosshaarkissen in horizontaler Lage, damit der müde Körper sich ausruhen kann und keine Stauungen im Becken entstehen. Vor allem müssen Frauen gewarnt sein, sie haben schon blutüberfüllte Beckenorgane, Stauungsleber und dergleichen. Es darf der Steiß nicht zehn Stunden lang viel tiefer liegen als Brust und Kopf und die Zirkulation dadurch erschwert werden. Kühl und flach müssen Frauen liegen.[5]

— ◆ —

Bettsucht

Schwache und Nervöse haben oft das Verlangen, bei Tag ohne Krankheit im Bett zu bleiben. Bettsucht ist ein krankhafter Zustand, der behandelt werden muss. Manchmal jedoch äußert sich darin das Heilbestreben des Organismus, durch Ruhe und gleichmäßige Wärme verloren gegangene Kräfte wieder zu erzeugen.[5]

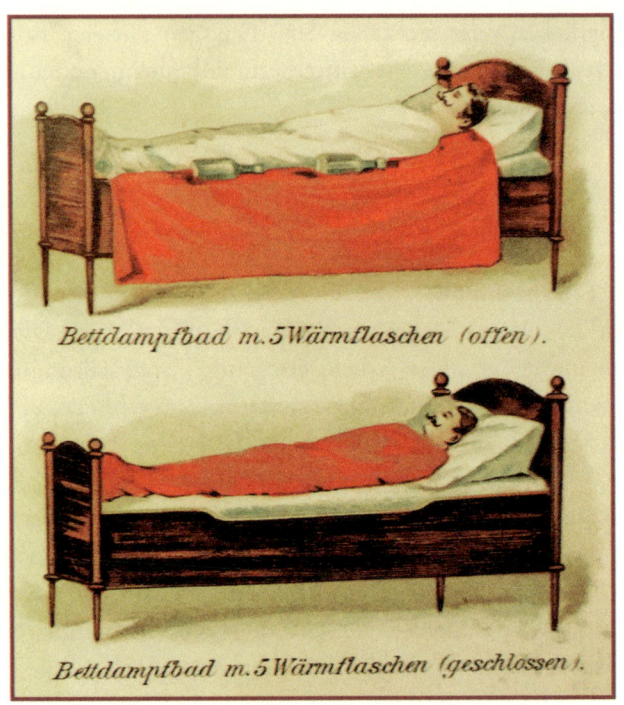

Bettdampfbad m. 5 Wärmflaschen (offen).

Bettdampfbad m. 5 Wärmflaschen (geschlossen).

Auch beim Bettdampfbad möge der gepflegte Herr bitte
stets auf den korrekten Sitz des Bartes achten.

— ◆ —

Beurteilung

Es ist ungerecht und erniedrigend, den moralischen Wert eines
Mädchens nach einer Hautfalte «Hymen» zu beurteilen. Der
Ausdruck «Defloration» und «abgeblüht» ist ungerechtfer-
tigt von der Männerwelt erfunden worden, die im Weibe nur
das mehr oder minder schöne Genussobjekt erblickt, das dem

Manne stets dann am wertvollsten dünkt, wenn er der erste Besitzer ist. Solange das Weib nur Eigentum ist, sich nicht selbst angehört und frei verfügen kann, wird diese von Männern für das Weib geschaffene Moral Geltung haben.[5]

— ◆ —

Biertrinkende Ammen

Ammen sind oft ein notwendiges Übel, wenn die Mutter aus irgendeiner Ursache nicht säugen kann. Die Ammen müssen unbedingt auf ihren Gesundheitszustand untersucht werden, wobei auch die Berücksichtigung ihrer Gemütsart keinesfalls außer Acht zu lassen wäre. Ammen dürfen auch keiner Leidenschaft frönen. Üble Leidenschaften haben eine entsprechend nachteilige Einwirkung auf die Milchbildung. Vor allem dürfen Ammen keine Neigung zum Biertrinken haben. Manche halten Ammen gerade dazu an, nicht selten nach dem Prinzip «viel hilft viel». Die Milch von stark biertrinkenden Ammen hat aber nachteilige Wirkung auf den Säugling. Allerdings schlafen sie gut nach solcher Milch. Man muss aber annehmen, dass die Ursache eine Art Rausch ist, und wer weiß, ob aus so gesäugten Kindern nicht einst Gewohnheitstrinker erwachsen.[3]

— ◆ —

Blähhals

Dieser wird vom weiblichen Geschlecht gefürchtet. Man nennt die Verunstaltung auch Kropf und unterscheidet z. B. Hängekropf und Knollenkropf usw. Über die Ursache der Entstehung ist man sich nicht im Klaren. Beim Blähhals der jungen Mädchen mache man am Halse nichts, sondern wende nur Ableitung und allgemeine Kräftigung an. Nur wenn nichts hilft und die Erstickungsgefahr sich steigert, entschließe man sich zum letzten, der operativen Befreiung.[5]

— ♦ —

Blaues Blut

Der Ausspruch «blaues Blut» beruht wahrscheinlich auf der Beobachtung, dass die Angehörigen des Adels vielfach bei ihrer Enthaltung von körperlicher Arbeit und ihrer sorgfältigen Körperpflege namentlich an den Händen oft so zarte Haut haben, dass durch dieselbe das dunkelrote Venenblut bläulich durchschimmert. Es wäre dies ein Seitenstück zu der Auffassung eines Minnesängers, der den zarten Teint seiner Dame dadurch veranschaulichen will, dass er erzählt: man sähe den roten Wein durch ihre Kehle schimmern, wenn sie trinkt.[1]

— ♦ —

Blausäure

Ein Apotheker nahm eine radikale Wurmkur vor. Sein Sohn litt am Bandwurm, welcher allen Mitteln spottete. Als der Bandwurm einmal ein Stück aus dem After raushing, hieß der desperate Vater den Sohn, den Wurm mit den Fingern festzuhalten, holte eine Schere und ein Fläschchen Blausäure, schnitt ein Stück des Wurmes ab und hielt das Schnittende des noch im Körper befindlichen Wurmes in die Blausäure. Er ließ das Gift eine Zeitlang wirken und schnitt den Wurm dicht am After ab. Welcher Gefahr der Knabe dabei ausgesetzt war, brauchen wir gar nicht zu erwähnen.[9]

Bleichsucht

Bei manchen Bleichsüchtigen treten Gelüste nach Genuss von Kreide, Blei, Mörtel und vieles mehr auf. Oft bleibt die Menstruation aus. Das Blutwasser ist vermehrt und die Schlafsucht wird beängstigend. Nervöse Störungen gelten als Grundursache, aber sicher ist, dass die Bleichsucht noch nicht genügend erforscht ist. Vielfach steckt geschlechtliche Erregung hinter dieser auch sexuellen Störung, die durch leidenschaftliches Lesen von Liebesromanen, heimliche Liebschaften, aber auch Onanie in irgendeiner Form entstanden ist. Jede Mutter hat die Pflicht, ihre Tochter aufzuklären und zu behüten und jene Pflege einzuhalten, die wir unter «krankhaftes Geschlechtsleben» stellen. Die Mutter sollte sich Vorwürfe machen, dass sie es so weit hat kommen lassen und Dinge nicht beobachtet hat, die für das Leben des Kindes so bedeutend waren, dass es erkrankte.[5]

— ◆ —

Blind durch Kaffee

Kaffeegenuss macht blind. Wenn Kaffee in kolossaler Menge getrunken wird, kann man nicht selten infolge von Sehnervenschwund blind werden. Auch bei übermäßigem Teegenuss sind Sehstörungen der Fall.[7]

— ◆ —

Blutbesprechen

Nicht auf «Zauberei» oder Betrug ist es zurückzuführen, wenn einzelne Personen durch Zureden und energische Beeinflussung Blutungen zum Stehen bringen, sondern auf

Suggestion, d.h. Willens- und Gedankenübertragung seitens willensstarker und in «Überredung» geübter Personen. Man nannte dieses Verfahren früher Heilung durch «Sympathie». Leider sind solche Vorgänge wie auch der Magnetismus oder das Handauflegen, die sich zu allen Zeiten abspielten und früher stets den Stoff zu Wundergeschichten lieferten, wissenschaftlich noch nicht ganz klargestellt.[5]

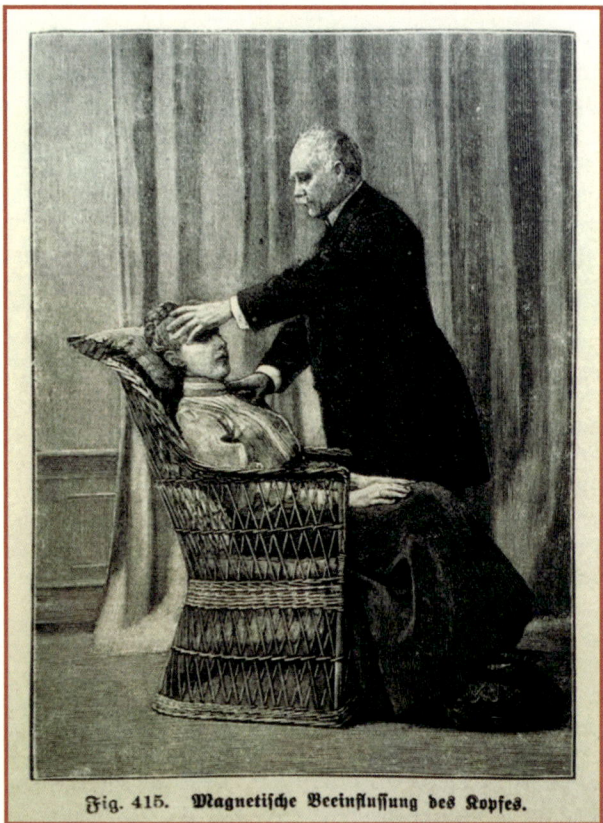

Fig. 415. Magnetische Beeinflussung des Kopfes.

Blutdrang

Das Mädchen fühlt in Folge des Blutdranges nach Kopf und Brust in der Pubertätszeit, Eingenommenheit und Hitze im Kopfe, die, wenn die Menstruation nicht eintreten will oder nicht reguliert ist, durch Nasenbluten zeitweise eine natürliche Erleichterung erhält.[8]

— ♦ —

Blutdyskrasie

Bei jeder weiblichen Körperpflege muss das Becken ein besonderer Gegenstand der Obhut werden, damit es die normale Lage und Dimension behält und keine Schwierigkeiten und Hindernisse verursacht im Frauenleben. Ein rachitisches und missgebildetes Becken ist, abgesehen von der Blutdyskrasie, eine Lebensfrage, wenn ein Mädchen leichtsinnig in die Ehe eintreten soll.[8]

— ♦ —

Blutkörperchen rot färben

Lieber Leser, halte Dich noch für wert, dass Dich die Sonne bescheint; sie gibt Dir Kraft, Wohlsein und Gesundheit, indem sie Deine Blutkörperchen rot färbt und Deine Nervenenden wunderbar kräftigt und beruhigt. Denn ohne Licht kein Blut, wenigstens kein gesundes Blut, und ohne Blut kein Leben.[11]

— ♦ —

Blutlauf

Strumpfbänder, wenn sie sehr tief unten und festgebunden sind, schaden nicht nur der schönen Form der Wade, sondern stören auch den Blut- und Lymphlauf im Bein, geben zur Bildung von Krampfadern Veranlassung und verdienen deshalb ebenfalls gehörige Beachtung. Sie müssen stets über dem Knie befestigt oder noch besser die Strümpfe selbst durch elastische Bänder an den Beinkleidern oder dem Korsett befestigt werden.[6]

— ◆ —

Brausebad

Beim Brausebad träufelt aus kleinen Löchern Wasser aus gewisser Höhe auf den Badenden. Es gibt eine Reizwirkung auf Haut und Nerven. Darum ist es auch nicht für jedermann geeignet. Ein Regenbad – man stellt sich entkleidet unter die Tropfen des Himmels – ist milder und zuträglicher. Menschen, die sich durch Alkohol, Tabak und geistige Anstrengungen schon zu viel zugemutet haben, dürfen keine künstlichen Reize, wie eine Dusche, hinzufügen. Nur bei Schlaffheit des Gewebes und Verdauungsstörungen ist also eine Dusche angebracht.[5]

— ◆ —

Brillen sind Krücken

Da Augenfehler schon bei der Jugend so sehr zunehmen, ist es kein Wunder, wenn die Hälfte der Menschheit bald bebrillt rumläuft. Brillen sind Krücken, deren Notwendigkeit zu bedauern ist. Wir sollten bei der Erziehung der Jugend es dahin

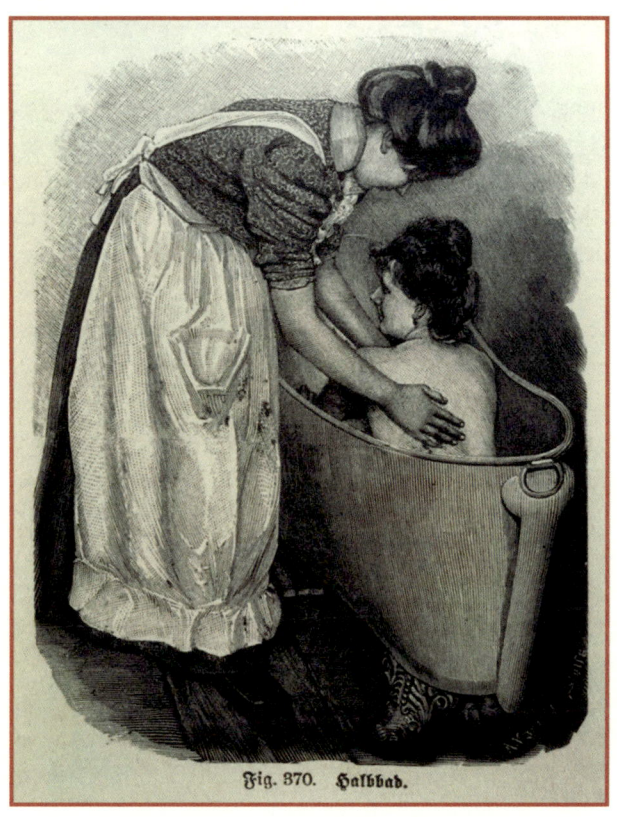

Fig. 370. Halbbad.

bringen, die Augen kräftig zu erhalten, dass sie bis ins Alter
hinein den Dienst nicht versagen! Auch gibt es nervenschwache Individuen, welche sich durch Benützung der Brillen angestrengt fühlen. Diese sollten nicht nähen oder lesen und auf
Aufenthalt im Freien bedacht sein, um dort das Sehen in der
Ferne zu üben.[5]

— ◆ —

Als lange Anhängerin vernunftgemäßer Kleidung habe ich eine neue Frauentracht begrüßt. Zwei Prinzipien dabei sind: Die Last des Kleiderrocks ist nicht mehr von den Hüften, sondern von den Schultern zu tragen. Die Grundsätze der Kleidung werden von Ärzten unterstützt, denn die Hauptschäden waren Einschnürung der Taille, Druck des schweren Rockes auf Magen und Unterleib. Die Unannehmlichkeiten, die aus der neuen Mode entstehen, dass die Brust von den schwer herabziehenden Rockfalten gedrückt wird und empfindliche Schäden sich für die Brust entwickeln werden, werden ganz verworfen. Jedoch erinnern Reformkleider an Morgenröcke, die im Hause getragen werden können, auf der Straße aber unmöglich sind. Zur wahren Karikatur kann aber solches Empire-Straßenkleid werden, wenn die Trägerin auch noch Anhängerin des fußfreien Rockes ist. Nur durch geschickt angebrachte Garnierungen, Raffungen und Schleppen könnte die Trägerin weniger plump und ungraziös erscheinen. Frauen würden nur in ein bequemeres Gewand schlüpfen, wenn sie über die Straße gehen könnten, ohne dass sich jemand nach ihrem seltsamen Aussehen umdrehen würde.[7]

C

Cholerakranke nasskalt abreiben

Man wendet die nasskalte Abreibung mit Nutzen an, wo sich ein oder mehrere Organe im Zustande einer krankhaften Blutüberfüllung befinden. Geradezu unersetzlich ist die Abreibung bei der so mit Recht gefürchteten Cholera. Durch die Veränderung der Blutverteilung, infolge der Verdrängung des Blutes aus der Haut nach den inneren Organen, insbesondere nach den Darmwerkzeugen, ist beim Cholerakranken Blutleere der Haut eingetreten. Zufolge des durch die Abreibung beschleunigten Wiedereintritts des Blutes in die Haut (Reaktion) wird der Blutdruck und die Stauung des Blutes im Unterleibe vermindert, welche das Blut in großer Menge aus den Blutgefäßen in den Darmschlauch pressen und dadurch das heftige Abführen hervorrufen. Nach der Abreibung wickle man den Cholerakranken in eine oder mehrere wollene Decken und bedecke ihn gut mit einem Federbette, damit er in Schweiß gerät. Kommt es zu einem Schweißausbruche, so ist der Kranke gerettet.[11]

— ◆ —

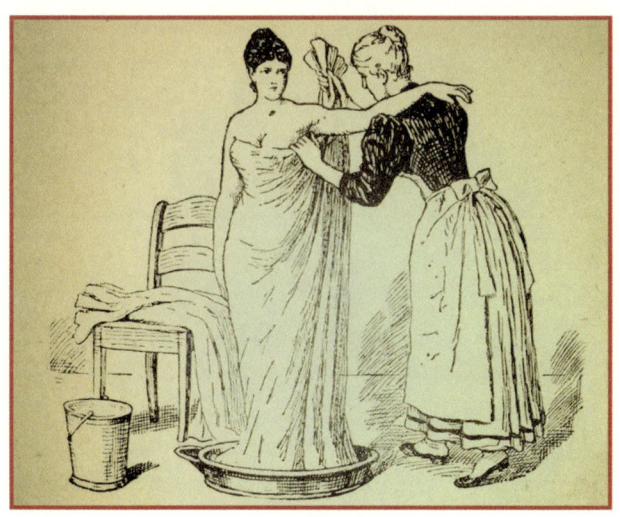

Die Abreibung
Das nasse Tuch wird über die Brust gelegt und
unter der linken Achselhöhle hindurchgeführt.

Chronische Blasenentzündung

Bei chronischer Blasenentzündung ist zuweilen eine aus-
schließliche, strenge Milchkur ein großes Heilmittel. Man
beginnt mit 1–2 Liter täglich und steigt bis auf 3–4 Liter am
Tag. Da die Milch alle zur Ernährung notwendigen Stoffe enthält, so hat sie das einzige Nahrungsmittel zu bilden bis Besserung eingetreten ist. Höchstens darf etwas alte Semmel oder
Weißbrot dazu genossen werden. Auch andere langwierige
Krankheiten werden oft durch diese einfache Kur zur Heilung
gebracht.[7]

Dampfbildung

Jeder, der ein warmes Bad nimmt, hat es gewiss schon als einen Übelstand empfunden, dass der beim Einlaufen des heißen Wassers sich entwickelnde Dampf als rieselnde Tröpfchen an den Wänden niederlief. Dem kann abgeholfen werden. Ein Stück Gummischlauch leistet hierzu vortreffliche Dienste. Der Schlauch wird an einem Ende durchbohrt, Bindfaden hindurchgeführt, über den Hahn gezogen und festgebunden. Das andere Schlauchende muss bis auf den Boden der Wanne reichen, in welcher man Hand hoch kaltes Wasser laufen lässt, wodurch auch verhindert wird, dass sich der Boden (z. B. bei Zinkwannen) wellig zieht. Lässt man nun heißes Wasser durch den Schlauch einlaufen, so wird sich fast kein Dampf entwickeln. Zinkwannen werden am besten nach dem Gebrauch mit heißem Sodawasser und Sand ausgescheuert.[3]

— ◆ —

Dauerlauf

Dauerlauf verbunden mit Hungerkur ist ein vortreffliches Mittel gegen Blutüberfüllung der Bauchorgane, Fettbauch, innere

Trägheit. Systematisch auf ebenen Wegen begonnen, zuerst fünf Minuten, dann bis 30 Minuten aufsteigend, wirkt er wundervoll befreiend und herzstärkend.[5]

— ◆ —

Denken macht die Zähne kaputt

Der schon seit langem vermutete schädliche Einfluss der geistigen Anstrengung auf die Entwicklung und den Bestand der Zähne ist nach den neusten Forschungen entschieden zu bejahen. Angeregt wurde die Frage durch die Beobachtungen zweier englischer Ärzte, welche bei denjenigen Studenten, welche sehr viel arbeiteten, einen rascheren Verfall der Zähne feststellten, während eine Unterbrechung dieser Arbeit auch eine Verzögerung des Verfalls zeigte. Diese Beobachtungen haben zu dem Ergebnis geführt, dass wenn das Gehirn durch übermäßige geistige Arbeit oder durch eine Krankheit geschwächt wird, es einer besonders großen Menge phosphorsaurer Stoffe bedarf, und dieser außerordentliche Verbrauch auf Kosten der Zähne und überhaupt des Knochenbaus geschieht. Es ist daraus insbesondere auch die Lehre zu folgern, dass die geistige Arbeit der Kinder sorgsam zu überwachen und nach dem Zustande ihrer Zähne zu regeln, der Unterricht unter maßgebenden Umständen dieser Art zu beschränken ist.[1]

— ◆ —

Diagnose als Hindernis

Übertriebene Vorstellungen macht sich der Laie von dem Wert der Diagnose. Wohl bestehen bei der Feststellung äußerer Schäden kaum irgendwelche Schwierigkeiten, aber mit jedem

Schritt weiter ins Innere wächst die Unsicherheit über den Zustand des Kranken. Es ist noch kein «Fensterl» gefunden worden, durch das man hineinsehen kann. Prof. Ziemsen hat recht, wenn er behauptet: «In der überfeinen Lokaldiagnose und Therapie liegt ein Hindernis für die richtige Behandlung. Nur ein Pfuscher ‹weiß alles› und ist seiner Sache stets ‹ganz sicher›».[2]

— ◆ —

Diagnose ohne oder mit Hinsehen

Die Sucht einzelner Ärzte, durch oberflächliche Beobachtungen überraschende Diagnosen zu stellen, ohne genau mit der Wirklichkeit zu rechnen, ist ein verwerfliches Vorgehen. Auch der Laie hüte sich vor voreiligen Diagnosestellungen! Auch ein einfaches Weib kann eine Diagnose stellen, nur durch die Beobachtung äußerer Anzeichen ihrer Familienangehörigen.[5]

— ◆ —

Dienstboten als Aufpasser

Das Zweckmäßigste, was mit einem entdeckten Onanisten zu tun ist, besteht zunächst in einer fortwährenden strengen Aufsicht, doch muss diese von der Art sein, dass der Kranke so wenig als möglich die Absichtlichkeit dieser Beaufsichtigung merkt, damit er nicht allerlei Mittel und Wege ersinne, um sich derselben zu entziehen. Onanierenden Kindern andere Kinder zur Aufsicht beizugeben, ist aber keineswegs anzuraten, da die Letzteren selbst leicht verführt werden und den ganzen Plan vereiteln. Auch Dienstboten, namentlich weibliche, sind zu diesem Amte untauglich, da sie, wie wir bereits früher sahen, oft selbst die Verführer zur Onanie abgeben, anstatt sie zu verhindern.[9]

— ◆ —

Dreckspatzen

Englische Schulen haben eine besonders hohe Schule in der Hygiene. Zum Glück verfügen die Schulen über reiche Mittel, denn das Schulgeld ist beträchtlich höher als bei uns. Auch der Sinn für Reinhaltung des Leibes und der Kleidung ist in England ausgeprägter als in Deutschland. Im Mittelalter war es auch in Deutschland, wenigstens was die Reinhaltung des Körpers betrifft, besser bestellt. Fast jede Stadt hatte eine Badestraße mit zahlreichen Bädern. Es wurde durch Trompetenschall zu derselben eingeladen, die Dienstboten erhielten statt Trinkgeld Badegeld. Infolge des 30-jährigen Kriegs änderte es sich. In England hingegen hat sich die Gewohnheit häufigen Waschens und Badens vom Mittelalter her bis heute erhalten. Nutzanwendung: Wir Deutschen sind auf eine stolze Höhe gelangt und sehen zu wenig auf andere Nationen. Wer aber immer in die Nähe sieht, wird zuletzt kurzsichtig.[7]

— ◆ —

Dressur

Turnen ist für Gesunde zweifellos stärkend und unentbehrlich, weil dem weiblichen Geschlecht sonst jegliche Dressur fehlen würde. Besonders vorsichtig sei man mit dem Turnen bei schwächlichen jungen Mädchen.[5]

Ehelosigkeit

Ehelosigkeit ist zum größten Teil der Bequemlichkeit und Genusssucht, vorzeitiger geschlechtlicher Übersättigung und Erschlaffung und Überbildung der weiblichen Jugend zu verdanken. Ehelosigkeit bringt Verbitterung und Unbefriedigtsein, maßlosen Egoismus, bizarre und wunderliche Launen, Schrullen und Sonderbarkeiten, Menschenscheue, Hysterie, Hypochondrie hervor. Ehelosigkeit prägt den Charakter und führt zur moralischen Minderwertigkeit. Ehe ist das Fundament jedes staatlichen Gemeinwesens und kann als Voraussetzung jeder gedeihlichen Kulturentwicklung betrachtet werden.[6]

— ◆ —

Eigentümlichkeiten des Eis

Das Ei, welches im Eierstock die Bildungsgesetze und Eigentümlichkeiten des mütterlichen Körpers empfängt, wird und muss danach streben, ein weibliches und der Mutter ähnliches Wesen aus sich herauszubilden. Der die Befruchtung bewirkende Samen, ausgestattet mit den Lebensgesetzen des männlichen Organismus, wird aber darauf ausgehen, das Ei zur Entwicklung eines männlichen, dem Vater ähnlichen Geschöpfes, zu bestimmen. Behält nur bei der Vereinigung des Samens mit dem Ei die belebende Kraft des Letzteren die Oberhand, so gestaltet sich der Embryo zum weiblichen Foetus; überwiegt aber die bildende Kraft des Samens die des Eies, so erzeugt sie einen männlichen Sprössling, welcher mehr die Eigenschaften des Vaters als die der Mutter in sich trägt.[9]

— ◆ —

Einbildungskraft

Die Krankheiten der Einbildungskraft sind entweder angeboren oder erworben; die Ursachen dieser sind teils fehlerhafte Tätigkeit der Schlagadern oder Hindernisse für die Einwirkung äußerer Sinnesreize, wie Unterleibskrankheiten und der Schlaf, oder auch Einflüsse, welche gleichzeitig die Einbildungskraft erhöhen und die Urteilskraft schwächen, wie zu häufige Übung der Phantasie und Leidenschaften. Mit dieser Gruppe stehen die Krankheiten, denen das Genie unterworfen ist, in nahem Zusammenhange. Durch die übermäßige, angestrengte und andauernde Tätigkeit der Einbildungskraft entstehen sowohl körperliche Übel, als auch Geistesverwirrungen, z.B. Geisterseherei, Religionsschwärmerei und als Ausgang dieser tiefe Schwermut oder Sehnsucht nach ewiger Glückseligkeit, beide mit Selbstmordneigungen.[12]

— ◆ —

Eisenbahnfahrten

Nie reise man, ohne ein Wasserglas mitzunehmen, damit man im Sommer nicht verleitet wird, allerlei käufliche Getränke zu genießen, sondern am Brunnen sich selbst Wasser schöpfen kann. Durch das Durcheinander beim Reisen werden Verdauungs- und Luftstörungen erzeugt. Man achte auf offene Fenster oder Aufenthalt auf offenen Gängen der Eisenbahnwagen.[5]

— ◆ —

Eispillen für Kranke

Bei vielen Krankheiten treten Fälle ein, in denen sich die Leidenden nur mit Eispillen nähren und erhalten dürfen.

Man besorgt sich dazu destilliertes Wasser, eine gut gesäuberte Einmachbüchse aus Blech, die man verschließt. Dann bedeckt man einen kleinen Eimer mit Eisstücken, die man mit gewöhnlichem Kochsalz reichlich bestreut. Die Büchse stellt man darauf und bedeckt das Ganze mit einem Tuch. Schon nach zehn Minuten wird das Wasser an den Wänden der Büchse gefroren sein. Die erste Eisschicht wird mit einem Holzlöffel abgestoßen und die Büchse umgerührt. Nach weiteren zehn Minuten kann man mit einer Nadel die Eisperlen entnehmen. So kann man auch für Kranke auch Eispillen aus anderen Substanzen anfertigen, so Fleischbrühe, Wein, Kaffee, Tee und Milch.[1]

— ◆ —

Elektrische Auslösungen

Keusche Mädchen weigern sich, Schriften zu lesen, die ihre Gefühle verletzen. Doch ihre heimlich erregte Phantasie spiegelt ihnen vor der Ehe die unglaublichsten Dinge vor, die sie dann in der Ehe erfüllen wollen. Doch beim Begattungsakt werden Nervenkraft verbraucht und innere Organe angestrengt. Es finden elektrische Auslösungen statt, die für die Gesundheit nicht gleichgültig sein können. Es kann einer Frau deshalb nur schaden.[5]

— ◆ —

Elektrizität

Dem gütigen Leser sei mitgeteilt, dass man im elektrischen Strom ein unschädliches Mittel zur Einschläferung entdeckt hat. Nach einer im *Les Archives d'électricité médicale* veröffentlichten Mitteilung leitete Leduc einen Strom von 50 Volt Spannung durch den Körper seiner Versuchsperson, indem er die eine Elektrode an der Stirn, die andere aber am Rückgrat, in der Höhe der Nieren anlegte. Die Folge war, dass nach 5 Minuten Schlaf eintrat, der von vollständiger Empfindungslosigkeit begleitet ist. Das Erwachen tritt in dem Augenblick ein, in dem der Strom unterbrochen wird, und ist von keinerlei üblen Folgezuständen begleitet, wie sie mit dem Gebrauch des Chloroforms und anderer narkotischer Stoffe verknüpft sind.[1]

— ◆ —

Entfettung

Schnelle Entfettung ist gefährlich, weil sie Schwächezustände hervorrufen kann. Ärztliche Kontrolle ist daher nötig. Die gewöhnliche Abnehmform schränkt Lebensmittel ein, die Fett enthalten, wie Milch, Sahne, Butter, Schmalz, Speck, fette Saucen. Verminderung von Zucker und Mehl enthaltende Speisen. Täglich nur drei Mahlzeiten, keine Vielesserei, Schlemmerei. Verzicht auf Suppen mit Einlagen, Bier und andere Alkoholika. Wichtig ist viel körperliche Arbeit, Bewegung, Bergsteigen, Leibesübungen bei wenig Schlaf. Kein Nachmittagsschläfchen, nach dem Essen Spaziergänge. Dies muss dauernd beibehalten werden, sonst nimmt man schnell an Gewicht wieder zu.

Kuren in Marienbad, Karlsbad, Kissingen mit Brunnentrinken sind angebracht. Schwitzbäder, Dampfbäder bei gesundem Herzen sind sehr gut. Entfettungsmittel können z. B. auch Schilddrüsenmittel bei ärztlich überwachter Kur sein.[20]

— ◆ —

Enthaltsamkeitsvereine

Warum sind viele Enthaltsamkeitsvereine blind gegen Verheerungen und Schädigungen vom Zigarettenteufel, besonders unter der heranwachsenden Jugend? Es gibt Beweise, wie verderblich bei Kindern und jungen Menschen Rauchen ist, so z. B. stumpft das Sittlichkeitsgefühl der Knaben, die dem Zigarettenrauchen frönen, schnell ab. Gefängnisstatistiken zeigen, dass männliche Sträflinge die Laufbahn ihrer Verbrechen oft mit Rauchen und Trinken beginnen. Zigaretten sind also doppelter Fluch – sie erzeugen nicht nur Krankheiten, sondern untergraben auch die Moral. In Bristol haben sich deshalb 600 Mädchen zusammengetan und arbeiten mit Energie an der Aufgabe, Knaben und Jünglinge zur Aufgabe des Zigarettenrauchens zu bewegen. Ein Mädchen führte der Anti-Smoking-Liga bereits 200 Jünglinge zu. Jetzt wurde ein Preis ausgeschrieben: «Was können Mädchen tun zur Verhinderung des Rauchens und Trinkens bei Jünglingen?» Dabei wurde besonders berücksichtigt, dass Mädchen mehr Einfluss auf das männliche Geschlecht haben als Väter, Mütter oder Vorgesetzte.[1]

Ergrauen

Haare sollten rein gehalten werden, da sie Staub und Ablagerungen durch Ausdünstung ausgesetzt sind. Durch die Verunreinigungen wird nicht nur das Wachstum beeinträchtigt, sondern auch Haarwurzeln zum verfrühten Absterben gebracht (Kahlköpfigkeit). Das Reinigen des Haarbodens mit scharfen Flüssigkeiten (Spiritus, Äther), selbst in Verdünnung, ist zu vermeiden, ebenso das Eintauchen des Kopfes in Wasser. Ganz verwerflich sind aber Geheimmittel zur Stärkung oder zur Verschönerung des Haarwuchses, wegen der schädlichen Bestandteile (Blei, Quecksilber). Das Grauwerden und Ausfallen der Haare wird durch übertriebene Pflege beschleunigt, sowie bei Unmäßigkeit, unordentlichen Lebenswandel, übermäßig geistige Anstrengung, andauernde Gemütsbewegungen, Ärger, Gram, Furcht.[3]

— ♦ —

Ermüdungsstoffe ausspülen!

Bei längeren Märschen ist das Armkreisen wichtig, wodurch Ermüdungsstoffe ausgespült werden. Beim Marschieren die Daumen in den Tornisterriemen stecken und die Unterarme gegen die Oberarme beugen.[1]

— ♦ —

Erschlaffung

Aber auch bei uns gibt es eine Menge Verhältnisse und Einflüsse, welche das Kind auf die Geschlechtsteile mit ihrer wollüstigen Reizbarkeit aufmerksam machen und dasselbe zur Beschäftigung mit denselben verleiten. Hierher gehört zunächst der zu frühe Unterricht und Schulbesuch, bevor der Körper einen gewissen Grad von kräftiger Ausbildung erlangt hat; denn dadurch erhält die Gehirntätigkeit und somit die des ganzen Nervensystems ein durchaus nachtheiliges Übergewicht über die Muskeltätigkeit, was notwendig Erschlaffung des ganzen Körpers zur Folge hat.[9]

— ◆ —

Erschrecken

Viele empfindliche Kinder und schwächliche Frauen leiden unter Schreckhaftigkeit. Bei jedem unerwarteten Geräusch fahren sie zusammen, bei Begegnungen schreien sie auf. Blutarmut, Nervenschwäche, zuweilen auch hysterische Anlagen oder beginnende Melancholie sind Grundursachen. Seelische Weichlichkeit, kindische Vorstellungen, mangelhafte Selbstbeherrschung lassen solche Anlagen stärker werden. Eine Willenserziehung ist anzustreben![5]

— ◆ —

Euphorie

Ein Zustand des Wohlbefindens, der Heiterkeit, oft nach schweren Schmerzanfällen, wobei alle Selbstkritik und Beobachtung schwinden, wird als Euphorie bezeichnet. Euphorie ist ein verdächtiges Zeichen, das auf große Schwäche und Verfall hindeutet.[5]

— ◆ —

Exaltiert

Im Alltagsleben nennt man Frauen, die gerne kleinen Ekstasen markieren, «exaltiert» und übertrieben und weicht ihnen gerne aus. Das krankhafte Gefühlsleben vieler Frauen besteht aber oft darin, dass sie ihre Empfindungen heimlich stets bis zur Ekstase hinaufschrauben und dadurch im intimen Verkehr unleidlich werden. Man betrachte solche als Seelenkranke, Nervenschwache, erweise duldsame Liebe und versuche sie durch praktische Arbeiten nach unseren Prinzipien auf eine andere Bahn zu bringen.[5]

— ◆ —

Exzesse

Dies sind Ausschweifungen, z.B. übermäßiger Genuss und Geschlechtsleben, extremer Sport, tanzen bis zur Erschöpfung, bei Gastmählern schlemmen, Unkeuschheit in der Ehe. Auf Exzesse folgt stets eine Strafe der Natur. Die Folgen sind nervöse Männer und unterleibskranke Weiber. Zu häufige Reizungen der Geschlechtsorgane haben chronische Entzündungen und später Unfruchtbarkeit zur Folge.[5]

F

Falsche Fette

Es gibt noch immer Tausende von Verkaufsstellen, die merkwürdige Fette wie Hundefett, Bärenfett, Dachsfett, Hirschtalg, ja sogar Schlangenfett und Mückenfett verkaufen. Fraglich ist die Heilwirkung dieser Fette. In den meisten Fällen wird dem gutgläubigen Publikum irgendein tierisches Fett wie Hirschtalg oder Hammelfett unter fremden Namen verkauft. Es gibt kaum noch Apotheker, die wissen, wie man z. B. Mückenfett herstellt, das auch als Grundlage meistens aus Hammelfett besteht und worin Tausende von Mücken verarbeitet sind.[1]

— ♦ —

Faltencreme selbst gemacht

Zur Bekämpfung von Runzeln empfehlen wir eine Paste, die eine Frau selbst herstellen kann: Bohnen- und Gerstenmehl vermischt man mit Eigelb und bestreicht in dicker Lage ein weißes Läppchen, das man sich zurechtgeschnitten hat. Über Nacht werden die Läppchen auf die Runzeln gelegt. Die Paste trocknet ein und die Läppchen kleben fest. Am Morgen wer-

den sie entfernt und das Gesicht mit lauwarmem Wasser ge-
waschen.[5]

— ♦ —

Fasten

Alle, die an geschlechtlicher Reizbarkeit leiden, die sich oft zu
Unmäßigkeit verleiten lassen, werden den Nutzen häufigen
Fastens bald an sich verspüren. Sie werden ruhiger, und übermäßiger Trieb wird sich vermindern, weil gewisse Reflexwir-
kungen ausbleiben. Versuche ein jeder das Gute, das ihm so
nahe liegt![5]

— ♦ —

Fernblick

Richtig aber ist es, dass das Mädchen in der Pubertätszeit die
Augen schont, nicht zur Schul- und Handarbeit, welche ein
schärferes und längeres Sehen erfordert, gezwungen wird,
nicht bei zünftigem Lichte liest und schreibt, aber sich recht
viel im Freien bewegt und in die Ferne blickt.[8]

— ♦ —

Fingerfertigkeit

Ein junger Mensch, der die Schulbank verlassen hat, soll eine
Schreibmaschine bedienen, wovor es ihm jedoch mit jedwe-
der Vorbildung bisher mangelt. Entweder wird er zu zaghaft
herumtippen, zu derb hineinschlagen, sehr rasch ermüden,
schließlich nervös werden und die Sache ganz aufgeben,
oder sich abmühen und überanstrengen, dass er noch einen

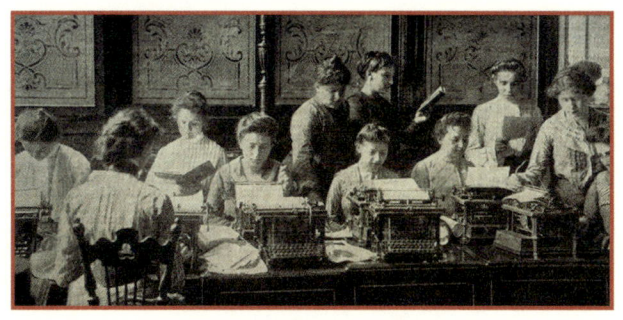

An der Schreibmaschine.
Ein neuer Frauenerwerbszweig.

«Schreiberkrampf» bekommt, wie ich dies schon einige
Male in meiner ärztlichen Praxis konstatiert habe. Ich beklage
nicht alleine, dass zur Arbeit an der Schreibmaschine sowie
anderen maschinellen und künstlerischen Berufsarten, unserer gesamten Jugend unentbehrliche körperliche Fähigkeiten
fehlen. Vom Standpunkt der physiologischen Medizin muss
erst Finger- und Handfertigkeit erlernt werden, denn mit der
Maschine können geradezu unglaubliche Geschwindigkeiten
beim Schreiben erreicht werden. Beim Handgeschicklich-
keits-Unterricht sollte es sich nicht im engen Übungspro-
gramm bewegen, sondern eine methodische Gymnastik der
Finger und Hände muss angestrebt werden, die den Schülern
die Befähigung gibt, zu allen Dienstleistungen zu gebrauchen
zu sein. Bei der Ausbildung ist auch die linke Hand zu berück-
sichtigen. In Amerika wurde diese Methode in vielen Unter-
richtsanstalten eingeführt. Möge dies auch in unserem Vater-
lande geschehen![7]

— ◆ —

Flechten als Nahrungsmittel

Etwas Naheliegendes ist die Verwendung von Moosen oder Flechten als Nahrungsmittel. Der Mensch lässt leider in der Natur vieles ungenutzt, weil er träge ist, sich scharfen Blickes alles anzusehen. Moos kann als Stärkungsmittel für Tuberkulöse, chronische Diarrhöen und Verdauungsstörungen mit Abmagerung verwendet werden.[1]

— ♦ —

Fliegende Hitze

Vollblütigkeit findet man bei Personen mit stark gerötetem Gesicht, häufigen Hitzegefühlen und Unruhe. Solche Störungen haben Fette, Alkoholiker, Hämorrhoidarier, gut genährte Frauen, welche die Menstruation verloren haben.[5]

— ♦ —

Frauen, die Staub aufwirbeln

Das Gemeindekollegium von Nürnberg hat sich in seiner Mehrheit mit dem Magistrats-Beschluss einverstanden erklärt, wonach durch eine ortspolizeiliche Vorschrift das Staub erzeugende Nachschleifen von Damenschleppen auf der Straße verboten wird. Gegen das Schleppentragen schrieb man in Berlin: Das sind die besten Frauen, von denen am wenigsten Staub aufgewirbelt wird.

Alle Versuche heiratslustiger Männer, Damen ohne Anhang zu gewinnen, sollen in letzter Zeit tatenlos verlaufen sein.

Wenn die Frauen das Recht, ihre Kleidung künstlich zu verlängern, für sich in Anspruch nehmen, so müssen die Männer es ihnen einfach abtreten. Die Spreedampfer-Gesellschaft hat beschlossen, dass wegen der häufigen Überfüllung der Personenschiffe Damen, die einen ungebührlichen Raum für ihre Toilette in Anspruch nehmen, nur noch auf Schleppdampfern befördert werden.[7]

— ◆ —

Fremde Betten

Viel wird von Ansteckungsgefahren gesprochen, die dem Touristen Gasthausbetten bringen. Wer in billigen und kleinen Gasthöfen absteigt, kommt manchmal in die Lage, ein Bett benützen zu müssen, in dem ein Kranker geschlafen hat, ohne dass vorher die Bettwäsche genügend gereinigt wurde. Wenn man länger reist, sollte man auch seine eigene Schlafdecke nebst Laken und Kopfkissenbezug mitnehmen. So kann man auch dicken und schweren Federbetten entgehen, die quälende Träume und Albdrücken verursachen.[7]

— ◆ —

Fremdkörper

Der übermäßige Gebrauch von sehr scharfem Schnupftabak schadet dem Geruchssinn. Die Entfernung von Fremdkörpern aus der Nase ist Sache des Arztes und dabei ist ähnliche Vorsicht zu üben wie gegenüber den Fremdkörpern des Ohres.[6]

— ◆ —

Frisch, fromm, froh, frei

Lassen wir Mädchen in erster Linie Kinder sein, so lange wie die Natur selbst sie als Kinder haben will, und zwingen wir sie nicht vor der Zeit, alt zu werden. Sie sollen ihren Drang durch Körperbewegung ausleben und mit den Knaben konkurrieren, ohne als «unschicklich» stigmatisiert zu werden. Sie sollen auch ihre Arme und Beine lebhaft nach natürlichem inneren Drang «frisch, fromm, froh, frei» tummeln, damit sie später zu gesunden jungen Frauen und Müttern werden.[7]

— ◆ —

Frisuren

Eine besondere Sorgfalt ist bei Taschenbürsten anzuwenden. Unsere Jugend hält so viel auf schöne Frisuren. So trägt man Taschenbürsten im Etui mit sich, das jeden Augenblick das Auffrischen der Haartracht gestattet. Hilfreiche Freundinnen leihen sie manchmal aus. Man nimmt an, dass jeder gut frisierte Kopf auch gründlich rein sei. Hier ist Vorsicht geboten! Man reinige zuerst die Taschenbürsten sorgfältig, was leichter geht, als Schaden davonzutragen.[7]

— ◆ —

Furchtlosigkeit

«Dem Mutigen gehört die Welt.» Damit ist nicht jener Mut gemeint, wie unter dem Suchen und Annehmen eines Duells, unter einer Wette, wer mehr Champagner vertilgt, unter Hetzritt auf schaumbedecktem, zusammenbrechenden Pferd, beim Jagen und Morden armen Wildes. Furchtlosigkeit ist ein

Schild für die Gefahr, eine Stütze gegen Verzagen des Geistes, sie macht stark und gesund. Furcht hingegen zieht die Gefahr an, wie man häufig bei Krankheiten beobachtet. Angesteckt werden häufig Leute, die sich davor fürchten. Viele Selbstmorde datieren aus Furcht, z. B. vor gänzlich veränderten Lebensverhältnissen, vor Not, Entbehrung und Lebenskampf. Gute Mütter müssen ihre Kinder durch Beispiel, Wort und Tat, vor der Krankheit der Furcht bewahren! Beim Mutvollen wird dieser Spruch wahr: Allen Gewalten – zum Trutz sich erhalten, Nimmer sich beugen – Kräftig sich zeigen.[7]

G

Gattin und Mutter

Vom ersten Anfange an soll die physische Erziehung des Mädchens stets von der Voraussicht auf den natürlichen Beruf, einst einmal Gattin und Mutter zu werden, geleitet sein; dafür ist das Weib in der ganzen Anlage organisiert, darauf ist seine körperliche Entwicklung und Pflege, also auch seine Gesundheit begründet.[8]

— ◆ —

Gebärmuttermassage

Hysterische sind ganz unberechenbare Menschen, mitunter heute Engel, morgen Teufel. Entweder leiden sie beständig, durch wechselvolle Zustände, oder sie malträtieren ihre ganze Familie. Unbefriedigte Frauen ohne nützlichen Wirkungskreis, verwöhnt oder enttäuscht, werden sehr häufig unheilbar hysterisch. Sie haben dann oft die Empfindung, als stiege vom Unterleib eine Kugel nach dem Halse auf und bliebe dort stecken. Die Empfindung ist nur nervös und wird meistens durch die Gebärmutter bedingt. Bei einer Untersuchung steckt nie eine Kugel im Hals. Eine Gebärmuttermassage bringt manchmal das Gefühl zum Verschwinden.[5]

Gegärt

Bei Gärungsvorgängen esse man selten, mache Klistiere, Magenspülungen oder trinke morgens Tausendgulden-Kräutertee. Bei akutem Magenkatarrh sind Sitzbäder, löffelweise Zitronensaft, kleine Eisstückchen, heiße Beinbäder und Abkochungen von Isländisch Moos empfehlenswert.[5]

— ◆ —

Gehirnblutüberfüllung

Kopfkongestion, bekannt als Gehirnblutüberfüllung, kommt oft von berauschenden Getränken, durch anstrengende Geistesarbeit, durch Gemütserregungen, durch Umschnürung des Halses, durch Hustenanfälle oder starkes Pressen beim Stuhlgang. Die Erscheinungen sind: Gerötetes Gesicht, Kopfschmerzen, Schwindel, Schlaflosigkeit, lebhafte Träume, Unruhe, Aufregung, Lichtscheuheit, Augenflimmern, Ohrensausen oder sogar schlimme Tobsuchtsanfälle. Manche Menschen werden auch unempfindlich gegen äußere Eindrücke, teilnahmslos, gleichgütig, apathisch, oder schlafsüchtig.

Behandlung: Ganzwaschung am Morgen, nasse Abreibung, Fußdampfbad, Heilgymnastik, kaltes Klistier, Kniewuss oder Barfußlaufen. Zur Diät keine geistigen Getränke, Kaffee, Tee. Wichtig ist, durch Kältereize das Blut vom Kopf abzuleiten.[11]

— ◆ —

Gehirnmasse von Mann und Frau

Auch im Nervensystem bieten sich geschlechtliche Verschiedenheiten dar, die besonders in der Gehirnmasse deutlich zum

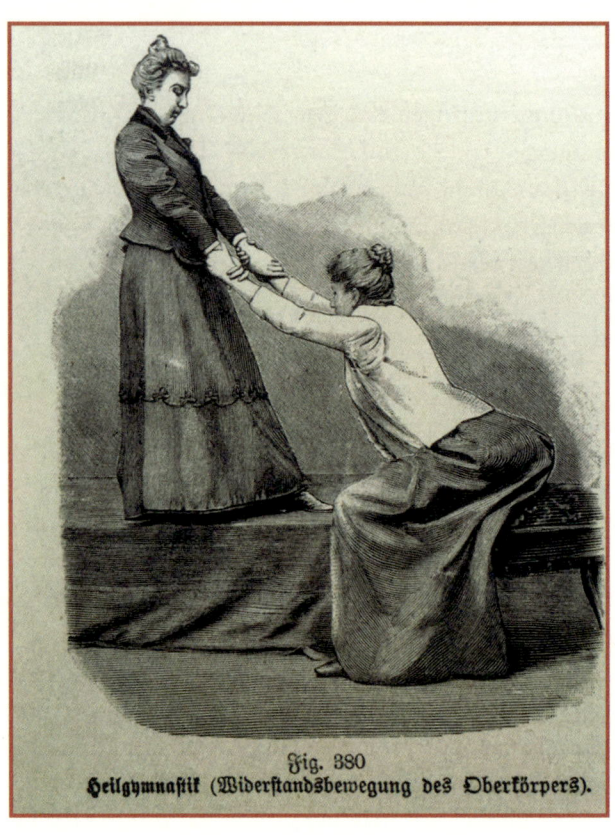

Fig. 380
Heilgymnastik (Widerstandsbewegung des Oberkörpers).

Vorschein kommen. Man findet nämlich, dass das weibliche Gehirn, im Verhältnis zu den dazugehörigen Nerven, letztere an Masse mehr überwiegt, als dies beim Manne der Fall ist. Hierauf deutet schon die Schädelform hin, da die Schädelhöhle geräumiger und die Öffnungen in dem Schädelknochen zum Durchgange der Nerven verhältnismäßig enger sind. Nur der Geruch- und Sehnerv sind verhältnismäßig stärker als beim Manne. Überhaupt sprechen die Massenverhältnisse zwischen Gehirn und übrigem Gesamtkörper beim Weibe mehr für das Übergewicht des weiblichen Gehirns und Kopfes vor dem männlichen.[9]

— ◆ —

Gehirnwachstum

Das Wachstum und die Ernährung des Gehirns sind durch richtige Steigerung und Abwechslung in der geistigen Arbeit, sowie durch gehörigen Wechsel zwischen Tätigsein und Ruhen (Schlafen, geistiges Untätigsein), sowie zwischen geistiger und körperlicher Arbeit (mechanische Arbeiten, Turnen, Spazierengehen u. dergl.) zu unterstützen. Sehr starke Kälte sowie Hitze ist vom Kopfe, besonders der Kinder, abzuhalten, weil dadurch schwere Hirn- und Hirnhautkrankheiten veranlasst werden könnten.[6]

— ◆ —

Geistesgaben

Betrachtet man aber das Leben des Weibes genauer, so möchte man doch meinen, dass die Natur hart mit ihr verfahren sei. Das Weib ist nämlich nicht nur karger mit Geistesgaben versehen als der Mann, sondern sie büßt sie auch viel rascher wieder ein.[16]

— ◆ —

Geisteskrankheiten

Geisteskrankheiten kommen oft von Alkohol, heftigem Kummer, angeborenen Anomalien des Nervensystems, Stoffwechselstörungen und geschlechtliche Verirrungen. Jahrelang bereitet sich ein Ausbruch vor, bis eine Tat ein helles Licht verbreitet. Es gibt vier Gruppen: 1. Schwermut oder Melancholie, die oft zum Selbstmord führt und besonders bei Frauen auftritt. 2. Tobsucht, die mit heftigen Ausbrüchen, übermäßigem Selbstgefühl, Größenwahn, vermehrtem Geschlechtsleben und Tatendrang verbunden ist. 3. Verrücktheit, mit Wahnvorstellungen, fixen Ideen, kindlicher Heiterkeit oder boshafter Schlauheit. 4. Blödsinn, der durch Schwachsinn, Widerstandslosigkeit und Stumpfsinn gekennzeichnet ist. Oft liegen dabei Gehirnschwund, -erweichung, -entartung zugrunde.[5]

— ◆ —

Geldheirat

Auch wenn Fremdartiges und Ungleiches einen Reiz ausübt, ist von einer Ehe gerade dann abzuraten. Wenn entnervte Männer aus schnöder Gewinnsucht, wie bei modernen Geldheiraten so häufig der Fall, sich mit ungebildeten und charakterlosen Frauen vermählen, gibt es nach kurzen Flitterwochen meistens Zwiespalt, Verdruss und Hader, die die Gesundheit untergraben. Betörte Gatten jammern dann über das unerträgliche Joch der Ehe und machen die Ehe als solche verantwortlich, was doch nur die Buhlschaft mit dem goldenen Kalb verschuldete![6]

— ◆ —

Gemütserregung

Es gibt Aufregungszustände, die durch krankhafte Veränderungen im Körper entstehen und andere, die durch Gemütserregung hervorgerufen werden. Behandlung: heißes Fußbad (10 Minuten bei 40 Grad), kalte Wadenwickel, kühle Stirnkompressen, kalte Herzkompresse, Klistiere.[5]

— ◆ —

Genussregulierung durch den Ehestand

Der Ehestand ist das einzige Mittel, um dem Geschlechtstrieb Ordnung und Bestimmung zu geben. Er schützt ebenso sehr vor schwächender Verschwendung, als vor unnatürlicher und kältender Zurückhaltung. So sehr die Enthaltsamkeit der Jugend unentbehrlich zum glücklichsten und langen Leben ist, so darf dennoch in den männlichen Jahren jeder natürliche Trieb nicht gewaltsam unterdrückt werden, um nicht bedeutende Krankheitserscheinungen hervorzurufen. Die Ehe mäßigt und reguliert den Genuss. Eben das, was den Wollüstling von Ehestande abschreckt, das Einerlei, ist sehr heilsam und notwendig; denn es verhütet die durch ewige Abwechslung des Gegenstandes immer erneute und desto schwächere Reizung. Die Erfahrung sagt uns: Alle, die ein ausgezeichnetes hohes Alter erreichten, waren verheiratet. Der Ehestand gewährt endlich die reinste, gleichförmigste, am wenigsten aufreibende Freude, die häusliche.[9]

— ◆ —

Geruchsempfindlich

Verdorbene Zimmerluft gibt sich bald durch einen unangenehmen Geruch zu erkennen; z. B. im Schulsaal mit vielen ungewaschenen und unreinlichen Schulkindern, in ein länger nicht gelüftetes Wohnzimmer, oder in eine Schlafstube, die man am frühen Morgen betritt. Da weicht man geradezu mit Entsetzen zurück und wundert sich nur, wie die da drinnen es nur auszuhalten vermögen, bei den «menschlichen Kloaken». Folgen sind: Kopfschmerzen, Abgeschlagenheit, Übelkeit oder sogar Ohnmachten und Erstickungsanfälle.[7]

— ◆ —

Geruchsnerven kräftigen!

Um den Geruchsnerv zu kräftigen, sollte man täglich zwei Nasenbäder von 22 Grad für 5 Minuten nehmen und das Wasser hochziehen. Danach muss die Nase täglich einige Minuten massiert werden, um alle Gerüche besser wahrnehmen zu können. Besonders die natürlichen![5]

— ◆ —

Geschlechtstrieb

Je öfter die Mutter während der Schwangerschaft sich zur Befriedigung ihres Geschlechtstriebes hinreißen lässt, und je stärker sie ihn befriedigt, desto stärker empfindet auch ihr Kind die mit jener Befriedigung verbundene wollüstige Nervenerschütterung, und desto mehr werden die dabei vorzüglich affizierten Werkzeuge des Kindes, die Geschlechtsteile und das ganze Nervensystem desselben für diese Art von Eindrücken gestimmt und die Seele für solche Empfindungen empfänglich gemacht. Wir möchten daher alle rechtschaffenen Eltern ihre Kinder vor der Gefahr des übermäßigen ehelichen Vergnügens mit einem, der Wichtigkeit der Sache angemessenen Ernstes warnen, weil sowohl die jetzt so allgemein um sich greifenden Nervenkrankheiten, besonders unter jungen Weibern, als

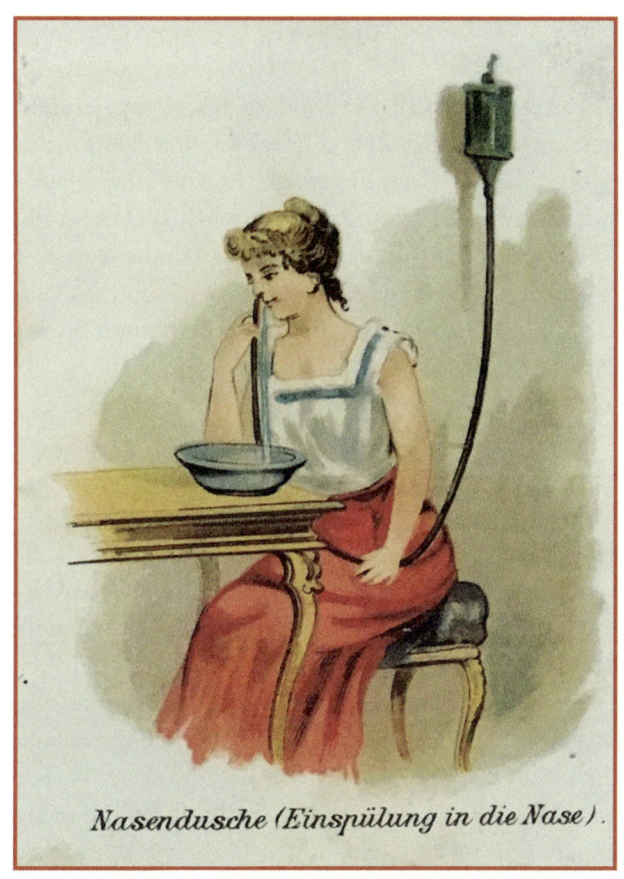

Nasendusche (Einspülung in die Nase).

auch die Hinfälligkeit der neuen Generationen und die so gewöhnliche schnelle Erkaltung der ehelichen Zärtlichkeiten ihren Ursprung größtenteils aus dieser Quelle herleiten.[9]

— ♦ —

Geschoren

Eine wichtige Frage der Haarpflege bildet seit Jahren das Haareschneiden. Lange Zeit konnte man sich damit nicht genug tun: die Kinderwelt musste geschoren einhergehen, wie einst die Sklaven des Altertums, und zwar Mädchen und Knaben. Man vergaß damals, dass jeder Haarschnitt neue Anforderungen an die Kraft des Haarwuchses stellt und deshalb die Wurzeln und Balg sehr stark in Anspruch nimmt. So wurde der Haarboden im Kindesalter schon geschwächt.[7]

— ◆ —

Gesetzte Jungfrau

Ein bildlicher Ausdruck, der dem «Absetzen eines Gärstoffes» entnommen ist, und die eingetretene Ruhe und Abklärung des Charakters bedeutet, während im spezifischen Jungfrauenalter Blut und Herz im heißeren Strome der Leidenschaft und im inneren Sonnenscheine des frohsinnigen und leichtlebigen Jugendgefühls wogen und glühen; nach dieser kurzen, frischen Blütezeit hebt eine Periode an, in welcher die natürlichen Ansprüche an die Mission des Weibes sich mäßigen, der innere Prozess des Gemütes das Bodenfass der Reflexion und mancherlei von den Ansprüchen des Lebensfrühlings niederschlägt, mit einem Worte, das Weib als «gesetzt» erscheint.[8]

— ◆ —

Gesichtsblässe

Das Trinken von Essig ist ein von jungen Damen häufig gebrauchtes Volksmittel, um eine «interessant» machende Ge-

sichtsblässe zu gewinnen. Die Verdauung wird geschädigt, sodass die Ernährung bald zurückgeht.[7]

— ◆ —

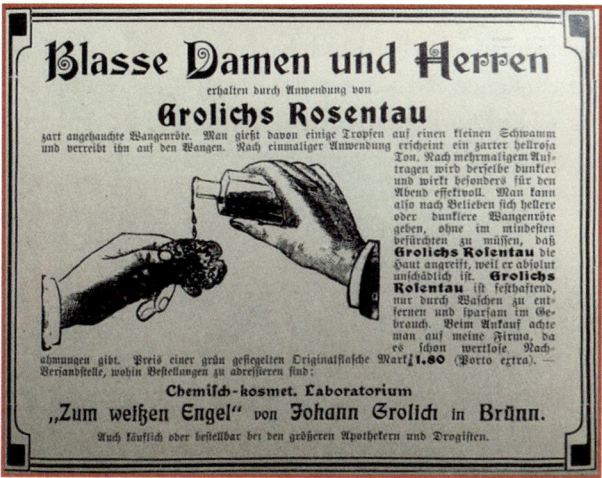

Gesichtsmaske

Eine Dame, welche einen Knaben schon lange gestillt hatte
und nicht abgewöhnen konnte, hatte den Einfall, eine Gesichtsmaske anzulegen, um von dem Kinde nicht erkannt zu
werden. Beim ersten Anblick der Maske entsetzte sich das
Kind, dass es in heftigste Krämpfe verfiel. Der Knabe litt bis
zum vierzehnten Lebensjahr eine solche Reizbarkeit, dass er
immer wieder Krampfanfälle erlitt. Im Alter von vierzig besitzt
er ein reizbares, aufgeregtes und exzentrisches Wesen und zählt
zu den unangenehmsten Persönlichkeiten.[9]

— ◆ —

Gespenstergeschichten

Es ist eine schlechte Angewohnheit, Kindern Angst vor widrigen Dingen, Gespenstern usw. einzuflößen. Ammen, Kindermädchen und ungebildete Leute haben diese schlechte Angewohnheit, woraus bei Kindern dann leicht die traurigsten Folgen entstehen, Nervenzufälle, Zuckungen, Krämpfe usw., welche schwer zu beseitigen sind, mitunter Nachwehen hinterlassen, welche sich das ganze Leben hinziehen.[9]

H

Haarentfernung

Jünglinge wären bereit, alles zu opfern, wenn ein Arzt käme, der ihnen über Nacht einen flotten Schnurrbart hervorzauberte. Kahlköpfe würden alles geben, wenn sie den kahlen Schädel mit einem Wald lockiger Haare besäen könnten. Was einem Teil fehlt, haben andere im Überfluss. Weiber würden gerne ein stattliches Haupthaar haben, aber können mit lästigen Barthärchen nichts anfangen. Sie können Hoffnung schöpfen, denn die elektronische Nadel kann sie von lästigen Haaren befreien. Viel gepriesen ist dabei auch ein *Poudre épilatoire* und eine *Pasta epilatoria*, deren wirksamer Bestandteil Schwefelbaryum ist.[1]

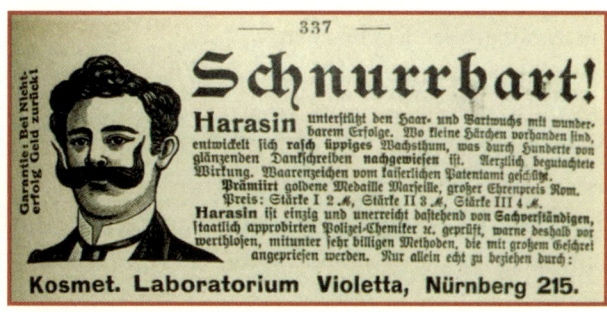

Haartöter

Mädchen und Frauen geben mit dem Hut einen zierlichen Aufputz, Knaben und Männer tragen einen kompakten, luftdichten Filz – einen Haartöter. Täglich wird um die Peripherie des Schädels ein Ring gelegt, der stundenlang auf der Stelle, wo er fest anliegt, einen Druck ausübt und dort, wo der Hut ein hohles Dach bildet, Luft und Licht abschließt und eine Temperatur erzeugt, die selbst nach dem Abnehmen des Hutes noch aufgespeichert bleibt. Diese Treibhaus-Atmosphäre hat eine gesteigerte Produktion derber Haarschäfte zur Folge – allgemach aber verliert der Haarboden seine Produktivität. Der fest aufsitzende Hutrand stranguliert langsam, aber sicher die Kopfhaut. Man trage also keine gesundheitsschädlichen Modekappen, sondern nur leichte, poröse, ventilierbare Hüte, die das Haupthaar, Schmuck und Schutz jedes Menschen, aufrecht erhalten.[7]

— ◆ —

Handauflegen

Das Auflegen der Hände gilt als heilend, schmerzstillend, beruhigend, und es gab schon immer Personen, die wegen ihrer Wunderkraft großen Ruf besaßen.

Mit ruhigem Gemüt und dem festen Willen, helfen zu wollen, legt man die eine (warme, reine, nicht feuchte) Hand auf die Stirn, die andere auf das schmerzende Körperteil. Bei allgemeiner Aufgeregtheit fasst man die zu beeinflussende Person an ihren Händen fest an und spricht mit ruhiger, gedämpfter Stimme langsam auf sie ein und verbietet ihr selbst das Sprechen.[5]

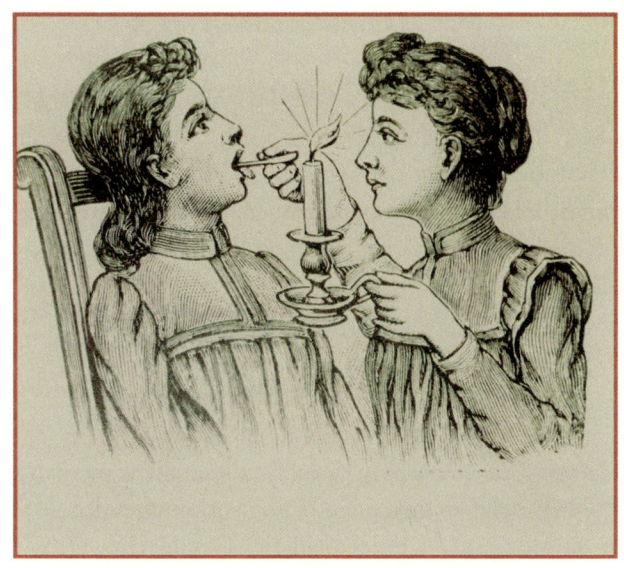

Eine gründliche Halsuntersuchung sollte nur
von kundiger Hand vorgenommen werden.

— ◆ —

Handschweiß bekämpfen

Handschweiß haben meistens neurasthenische Individuen.

Behandlung: Kräftigung des Nervensystems, Willensstär-
kung, Eichenrindenbäder und Essigabwaschungen. Bergtou-
ren, Wechsel der Beschäftigung (Bureaudienst) und Vermeidung von Gemütsaufregungen. Zur Nervenstärkung etwa acht
Flaschen Hämostogen von Löffler.[5]

— ◆ —

Hausfrauenarbeit

Eine Frau, die häusliche Arbeiten verrichtet, Böden wischt und bohnert, Tische scheuert, Fenster reinigt, Kinder trägt, Eimer schleppt, usw. strengt die Muskeln so sehr an, dass sie keiner Gymnastik bedarf. Gehobene Frauen, die den ganzen Tag gebeugt über ihre Handarbeit sitzen, sollten jedoch hin und wieder ihre Muskeln kräftigen.[5]

— ◆ —

Heiße Betten

Eltern und Erzieher mögen es sich an dieser Stelle merken, dass die heutigentags so ungemein häufig vorkommenden «geheimen Sünden» der Kinder beiderlei Geschlechts nicht zum wenigsten auf das Schlafen auf und unter Federbetten zurückzuführen sind, auf die «erhitzenden Eigenschaften» der Bettfedern, welche eine Art Tropenklima während des Schlafes hervorrufen und nach physiologischen Gesetzen Kongestionen (Blutandrang) nach den Geschlechtsteilen, sowie gleichzeitig eine vorzeitige Reife derselben veranlassen. Ausschweifungen im Ehebett sind gleichfalls in den meisten Fällen den erhitzenden Eigenschaften der Bettfedern zuzuschreiben.[11]

— ◆ —

Hermaphroditen

Zwitter sind Individuen, welche teils Mann, teils Weib sind und anders erzogen werden müssen. Man sorge für nützliche Arbeit. Schlecht erzogene gehören in die Anstalt.[5]

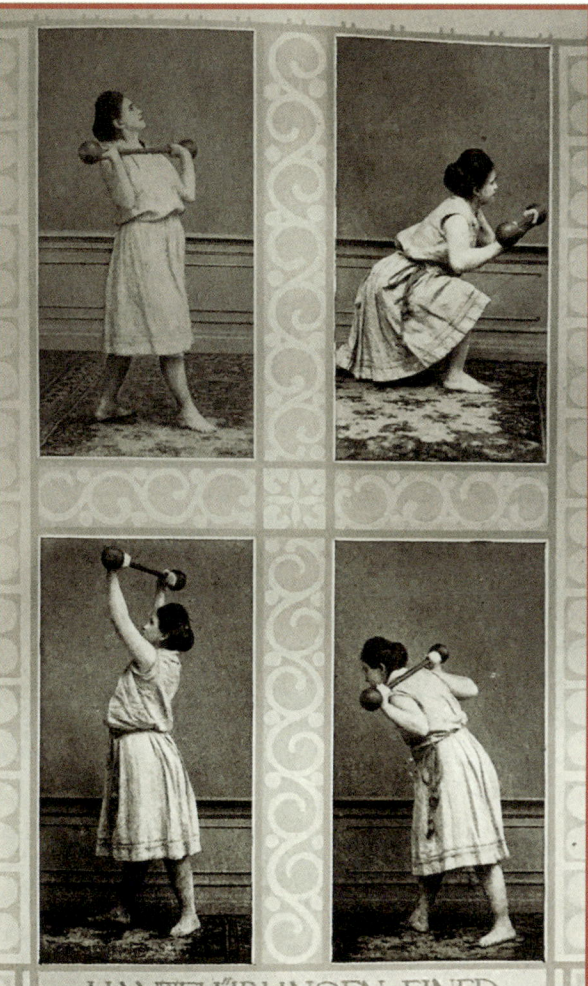

HANTELÜBUNGEN EINER
FÜNFZIGJÄHRIGEN

Herzzerreißung

Die Zerreißung des Herzens kann im kranken Zustand nur dann erfolgen, wenn die Muskelfasern ihre Elastizität eingebüßt haben. Herzverfettung bildet einen hervorragenden ursächlichen Moment der Zerreißung sowie körperliche Überanstrengung, Gemütserregung, u. a. m. bilden Gelegenheitsursachen. In der Regel befällt die Erkrankung einen «eingebildeten Gesunden». Derselbe fällt entweder entseelt um, oder man findet ihn tot eines Morgens im Bett. Eine Behandlung, zwecks Genesung, hat dann keinen Erfolg mehr. Gegen das Ende kennt die Medizin keine Mittel, man kann es nur weniger schmerzhaft für die Angehörigen gestalten.[11]

— ◆ —

Hetzende Menschen

Das wohltuend Hemmungslose fremder Völker ist, dass sie ihren Körper sofort relaxieren können, wenn er keine Arbeit verrichten muss. Sie kennen auch das Kulturwort «hetzen» nicht. Das heutige Lebenstempo verzehnfacht den Kräfteverbrauch. Durch Hetze wird der Mensch nur ein durchs Leben eilender Kopf, der den Körper nachschleppen muss, weil er ihn nicht abschütteln kann. Doch der Körper, unser Lebensinstrument, soll die Aufgaben, die er zu verrichten hat, in edler Weise leisten.[4]

— ◆ —

Hilfsmittel

Der Kulturmensch bedarf äußerer Hilfsmittel, z.B. schöner Kleider, Geldbewusstsein oder der befriedigten Eitelkeit und Wichtigkeit, um seine Konturen zu fühlen.[4]

— ◆ —

Hinterteil

Das Gesäß ist ein Körperteil wie jeder andere, aber vom Sittenkodex zum «Nichtvorhandensein» verurteilt. Selbst der Name wird verleugnet oder im Flüsterton, mit geniertem Gesichtsausdruck, nur in höchster Not genannt. Und doch wie viel hängt für die Gesamtschönheit der Frau auch von diesem Körperteil ab. Man kauft und beurteilt Pferde nach der Schönheit und Energie des Gesäßes, weshalb bei der Beurteilung der Schönheit der Frau die Kritik hier diskrete Seitensprünge macht.[4]

— ◆ —

Hochzeitsfeier

Eine Hochzeit soll nur bei gutem Gesundheitszustand stattfinden. Die Hochzeit kurz vor oder während der Menstruation abzuhalten, ist sehr unzweckmäßig. Es ist irrsinnig, die Ehe als Heilmittel bei Bleichsucht anzusehen, insbesondere da Schwangerschaft und Geburt die Blutarmut und Nervenschwäche verstärken.[6]

— ◆ —

Hochzeitsreise

Gegen moderne, ausgedehnte Hochzeitsreisen ist Bedenken zu erheben, weil sie die durch den ungewohnten Geschlechtsgenuss ohnedies gereizten Genitalorgane der Schädlichkeit langer Eisenbahnfahrten, ermüdender Fußtouren und anderer körperlicher Überanstrengung aussetzen. Danach kommt es oft zu schmerzhaften und langwierigen Gebärmutterentzündungen, zu Fehlgeburten, ja selbst zur dauernden Unfruchtbarkeit.[6]

— ♦ —

Holzhammermethode

Man nehme einen Holzhammer, mit dem man anfangs sacht, dann stärker von oben auf den Kopf klopft, dann die Schläfen herunter, bis zum hinteren Schulterknochen. Dann klopft man stark auf das Genick. Das setzt man fort, bis alle Schmerzen betäubt sind und dann ganz verschwinden. Der Kopf muss von oben nach unten beklopft werden. Bei nervösen Kopfschmerzen wird das Genick besonders behandelt.[1]

— ♦ —

Hypnose

Eine Hypnose kann helfen, wenn Empfindungen auf Zuständen beruhen, die mit einer Wahnvorstellung einhergehen. Zur Hypnose gehört meistens Schlaf, oder ein bewusstloser Zustand. Er ist zu vergleichen mit einem künstlich unfruchtbar gemachten Boden, auf den nun Ideen und Vorstellungen gesät werden und emporwachsen, mächtig genug, um eine medizinische oder pädagogische Heilwirkung hervorzurufen.[3]

Hypochondrie

Oft lässt sich Hypochondrie auf übermäßige Anstrengung und Schwächung des Rückenmarks durch Selbstbefleckung oder geschlechtliche Ausschweifungen oder auf gänzliche Enthaltsamkeit vom Geschlechtsgenuss zurückführen. Auch der Übergang von der gewohnten Berufstätigkeit zur Untätigkeit ist häufig die Ursache von Hypochondrie. In schweren Fällen wird Hypochondrie zum hypochondrischen Irresein oder zur fixen Idee.

Behandlung: Methodische Abhärtung in der Kindheit zur Erhöhung der Widerstandsfähigkeit des Körpers und des Geistes, also eine zielbewusste Erziehung mit rechtlichen Grundsätzen im Leben.[11]

— ◆ —

Hysterie

Hysterie ist eine vorzugsweise beim weiblichen Geschlecht vorkommende, in Verstimmung, Launenhaftigkeit, Verdrießlichkeit, Grübelsucht, Apathie, dgl. sich äußernde Störung des Nervensystems. Ursächliche Verbindung kann die Störung oder Entartung des Geschlechtslebens sein, oder eine anerzogene Überempfindlichkeit. Behandelt wird mit moralischer Unterstützung, damit die niedergebeugte Willenskraft aufgerichtet wird. Ein Bedauern oder Bemitleiden muss vermieden werden, was aber beim Patienten oft zu Verbitterung führt, weil dies als Kälte oder Teilnahmelosigkeit empfunden wird. Was die Verhütung der Hysterie betrifft, sollten hysterische Mütter auf keinen Fall säugen. Mädchen dürfen nie verwöhnt oder verzärtelt werden.[3]

I

Ideal Sonnenbad

Ein «Ideal Sonnenbad» ist im Freien eingerichtet, hat bequeme Liegestellen und bewegliche Zwischenwände, um sich vor Störungen zu schützen. Der grüne Rasen, Bäume und Sträucher bewahren vor Überhitzung. Die üblichen Sonnenbäder auf Dächern, mit harten Brettern an den Wänden und am Boden, befürworten wir nicht, denn sie bringen Druckstellen und Seelenlosigkeit.[5]

— ♦ —

Idiosynkrasie

Nervenübel bestehend in Widerwillen oder Abscheu gegen Dinge, welche sonst Wohlgefallen erregen, andererseits Wohlgefallen an widerlichen Dingen, z. B. Spinnen essen und dgl., was auch ein Anzeichen von Hysterie sein kann.[3]

— ♦ —

Durch den Irrtum aber, dass der Zeugungsakt oder Beischlaf unbeschadet zu jeder Zeit wiederholt werden könne, hört nun in der Ehe nach der Befruchtung des Weibes der Geschlechtsverkehr nicht auf. Es gehört ja zu den ehelichen Pflichten des Weibes, dem Manne nichts zu versagen, und zu den ehelichen Pflichten eines ordentlichen Mannes, den Zeugungsakt zu wiederholen, selbst dann, wenn ihn die Natur aus wichtigen Gründen verbietet! Da aber das Weib die Fähigkeit zu diesem Genuss nach der Empfängnis so lange verloren hat, bis sie geboren und den Säugling entwöhnt, bis ihre Natur alle Pflichten gegen die im Werden begriffene Frucht erfüllt hat, so versucht sie es, den Reiz zu erzwingen, denn sie hält es ja für Pflicht und ist durch ihre Erziehung über ihre eigene Natur im Irrtum. Auch die Phantasie, die Erinnerung an den anfänglichen Genuss, haben ihren Teil daran, dass sie bereitwillig den Akt wiederholen hilft, aber sie erstrebt vergebens denselben Reiz, wie bei der wirklichen Befruchtung. Zuweilen scheint vielleicht wirklich der Höhepunkt der wollüstigen Empfindung herannahen zu wollen, aber er tritt nicht wirklich ein, weil keine Empfängnis mehr möglich ist; der wiederholte Beischlaf ist demnach weiter nichts, als eine verderbliche, immerwährende Aufreizung der weiblichen Natur ohne natürlichen Zweck; er ist eigentlich nichts mehr und nichts weniger als das, was wir unter dem Namen der Onanie verstehen.[9]

— ◆ —

Im Wochenbett

Nach der Entbindung fügen sich viele Weiber ihrer Gesundheit wesentlichen Nachteil oder sogar frühen Tod zu, dass sie ihr Kind entweder gar nicht oder nicht mit Ausdauer stillen. Im Wochenbett versündigen sich viele Weiber an den diätetischen Vorschriften für Wöchnerinnen hauptsächlich dadurch, dass sie die horizontale Lage im Bett zu früh verlassen, aufstehen, herumgehen und sich auf verschiedene Weise sitzend und stehend beschäftigen. Dem zarten, schwächlichen Weibe kann es nie zusagen, wenn es nach der Entbindung die aufrechte Stellung einnimmt. Gewöhnlich bleibt die Strafe für solche Versündigungen nicht aus, wenn sie auch noch so spät erscheint.[9]

J

Jucken ist erlaubt

Berührungen am eigenen Körper sind nur aus vernünftigem
Grund erlaubt (z. B. Waschung, Heilung, oder Vertreibung
von Jucken). Wer sich länger Zeit ohne Grund berührt, begeht
leicht Todsünden.[17]

— ◆ —

Jugend als Kapital

In der Tat würden wohl die meisten Menschen gesünder und
länger leben, wenn sie nicht in ihrer Jugend mit Unverstand
auf die Körperkräfte losstürmen und ihnen Dinge zumuten
würden, die weit über das richtige Maß hinausgehen. Wer in
der Jugend Kräfte spart, sammelt Kapital, welches bis zum
Lebensende gute Zinsen bringt. Dichter Logau sagt dazu:
«Wenn die Jugend wüsste, was das Alter haben müsste, sparte
sie die meisten Lüste.»[7]

— ◆ —

Jugendliche Begattung

Jugend richtet bei der Begattung eher den Mann als die Frau zugrunde. Frühzeitiger Beischlaf wirkt aber auf die Frucht, die das Weib austrägt und oft krank und blöde geboren wird.

Eine frühe Ehe ist gut, wenn dadurch nicht die Kraft des Jünglings an feile Dirnen oder Dienstboten verschwendet wird, welche für die rechtmäßige Bettgenossin aufgespart bleiben sollte.[9]

— ◆ —

Jugendschutz

Der heranwachsenden Jugend sollte überhaupt die Teilnahme an geräuschvollen Festen, prunkhaften Kindergesellschaften, der Besuch von Theatern und Konzerten, Vergnügungen von Erwachsenen, frühzeitige Gewöhnung an geistige Getränke und Tabak, langes Wachbleiben am Abend, verboten werden, da sie die Gesundheit untergraben. Ein Gleiches gilt für das Lesen von ungeeigneten Büchern, wie aufregende Verbrechergeschichten oder Romane, die einen noch nicht gereiften Verstand erhitzen. Durch schlechte Bücher wurden sittliche und Ehrbegriffe oft so weit verwirrt, dass Jugendliche vor einem Selbstmord nicht zurückschreckten.[10]

— ◆ —

Jungbrunnen

Jungbleiben erzielt man durch Alkohol-Abstinenz, Obstnahrung, Waldluftbäder und Gymnastik im Freien! Junggeblieben kann man dann auch mit fünfzig noch Hantelübungen machen.[5]

Junge Männer auf Strohsäcken

Pollutionen finden bei Gedanken und Träumen wollüstiger Art oft statt. Man gehe nur müd zu Bett; das Lager sei kühl, mit harter Matratze oder Strohsack. Man liege nicht auf dem Rücken, lasse sich frühzeitig wecken und stehe sogleich auf. Junge Männer, die früher onaniert haben, sind oft ganz verzweifelt. Oft sind sie nicht nur Onanisten gewesen, sondern sind es immer noch, müssen also nur diese üble Gewohnheit ablegen.[6]

— ♦ —

Jungfrau im Gleichgewicht

Eine wichtige Bedingung der physischen Gesundheit ist das Gleichgewicht der Triebe und Leidenschaften; wie könnte ein Organismus gesund sein, ohne innere Harmonie in seinen körperlichen und seelischen Funktionen! Die Jungfrau darf nie übersehen, dass alle vorherrschenden Triebe und Leidenschaften dem Antlitz und der Gesamthaltung einen physiognomischen spezifischen Ausdruck geben und darin selbst die geheimsten Zustände und Laster sich öffentlich kennzeichnen! Körpergesundheit ist unmöglich ohne Seelenharmonie![8]

K

Kaffeevergiftung

Die Schwierigkeit, eine Kaffeevergiftung, die häufiger vorkommt, als man bisher gedacht hat, von der Alkoholvergiftung zu unterscheiden, war Ursache, dass diese gefährliche Schädigung der Gesundheit, welche ebenfalls wie bei der Alkoholvergiftung sich zunächst in Störungen des Verdauungsapparats und des Nervensystems äußert, bisher nicht allgemein und eingehender betrachtet wurde.

Ein schlimmer Gast, dieser Bohnenkaffee, der sich namentlich seit Beginn des vorigen Jahrhunderts immer allgemeiner bei uns eingenistet hat zum unberechenbaren Schaden der Gesundheit, namentlich aller geistig beschäftigten und durch ihren Beruf überbürdeten, der Anregung und Erfrischung daher bedürftigen Menschen. Welche Unheil für sie alle, dass diese Anregung im Bohnenkaffee gesucht wird – welches Unheil auch für unsere Frauen, welches die eigentlichen Verbreiter des Kaffeegiftes sind. Wenn Professor Brillat-Savarin in Paris sagt, dass ein kräftiger Mann bald stumpfsinnig werden und an Auszehrung sterben müsste, wenn er täglich ein großes Quantum Bohnenkaffee trinken würde, so ist damit ein für jeden verständlicher Beweis von der Schädlichkeit gegeben.[1]

Kalte Füße

Eine Medizin gegen das Übel der kalten Füße gibt es nicht, wird es jemals auch kaum geben. Wer eine solche Medizin besitzen will oder kauft, ist entweder ein Narr oder Schwindler. Man sollte bei kalten Füßen jedoch darauf achten, die Strümpfe alle vierzehn Tage zu wechseln. Wechselt man die Strümpfe zu selten, so sind die Strümpfe nass vom Fuß abgesonderten Schweiß. Dadurch entsteht unter anderem auch das lästige Kältegefühl an den Füßen.[1]

— ◆ —

Kardialgie

Dies ist eine Neuralgie der Magennerven, die oft mit Herzdruck verbunden ist. Nervöse Aufregung ist meistens die Ursache. Behandlung: Wenn ein Magenkrampf beginnt, stecke man abwechselnd Beine und Arme in sehr heißes Wasser. Heiße Magenkompressen, Baldriantee, Schleimsuppen, Magenmassagen, Beruhigung des Gemütes, Kräftigung des Nervensystems kann auch ein altes Übel noch beseitigen.[5]

— ◆ —

Katzenjammer vertreiben

Katzenjammer nennt man den physischen und mit moralischen Ekelgefühlen einhergehenden Allgemeinzustand nach dem übermäßigen Genuss geistiger Getränke.

Behandlung: 22grädige Wasseranwendung mit ziemlich kräftigen Abklatschungen, zusätzlich eiskalte Übergießung, wobei der Patient eilig das Freie zu gewinnen sucht, um durch lebhafte Körperbewegung in Schweiß zu geraten. Helfen können auch lösende Klistiere von 16 Grad sowie Fasten mit jeder Stunde fünf Schluck Wasser.[11]

— ◆ —

Kinderstube

Deutsche benutzen meist die schlechtesten Räume der ganzen Wohnung als Schlafzimmer. Besonders bei Kindern ist dies gefährlich. Man sollte ihnen die größten und hellsten Zimmer gewähren, denn beim Stubenaufenthalt im Winter gewinnt die Hygiene der Kinderstube an größter Bedeutung. Um Unglücksfällen vorzubeugen, achte man auf deren Feuerung und Beleuchtung. Die Öfen müssen durch eiserne Ofenschirme verwahrt mit glatten Rändern sein; einzig die Hängelampe mit Schirm oder Schleier sollte als Beleuchtung dienen. Wie oft ist schon ein Feuer entstanden, wie viele Kinder sind nicht schon verbrannt und arg geschädigt worden dadurch, dass sie Stehlampen umgestürzt oder herabgerissen haben! Wer während der Nacht Beleuchtung wünscht, wähle eine kleine Nachtlampe mit einem im Korkkreuz steckenden Docht, der in einem Glase mit Wasser schwimmt und stelle sie auf einen erhöhten Platz, etwa einem Schrank. Zum Schluss sei noch erwähnt, dass die Kinderstube nie über freien und ungeheizten Räumen, wohl gar über Torwegen liegen darf.[7]

— ◆ —

Kindlich

Beim Weibe tritt das Geschlechtsleben, im Verhältnis zur Individualität, mehr hervor als beim Manne, und die Letztere wird dadurch sowohl in ihrem Wachstume als auch in ihrer inneren Ausbildung etwas gehemmt. Die Körperbildung des Weibes und selbst ihre geistigen Eigentümlichkeiten bleiben daher in mancher Beziehung denen des kindlichen Körpers immer ähnlich.[9]

— ◆ —

Klavierspiel

Es muss als Missbrauch der kindlichen Kräfte bezeichnet werden, wenn für einen Luxusgegenstand, wie Klavierspiel, oft mehr Zeit beansprucht wird als für die Schularbeiten. Fast alle schwachen, matten und zerstreuten Schülerinnen üben täglich ein bis zwei Stunden auf dem Klavier. Keine Übung stellt an das Nervensystem höhere Ansprüche als das Klavierspiel. Es ist weder nötig, noch wünschenswert, dass wir viele mittelmäßige und schlechte Klavierspielerinnen haben. Eines der größten Übel, welches in wahrhaft schreckerregender Weise in unserem Zeitalter des Dampfes und der Elektrizität die Degeneration des weiblichen Geschlechts befördert, ist zweifellos die geistige Überbürdung. Mit schwachen Nerven und angestrengtem Gehirn von der Schule, müssen die Augen der Mädchen in ein Gewimmel von Noten hineinblicken, die überreizten Nerven werden nochmals geplagt und der Blutstrom zum Gehirn gelenkt, und dadurch das Blut anderen Organen entzogen. Ein guter Rat für Eltern: Unmusikalische Kinder verschone man mit Musikstunden, auch wenn man selber gern ein Instrument gelernt hätte, aber es als Kind nicht konnte.[7]

Klein aber schmerzlos

Wir können es Ihnen sehr wohl nachfühlen, wenn Sie Ihr
Kind nicht Qualen aussetzen wollen, allein Sie dürfen nicht
übersehen, dass ein halbjähriges Kind starke Schmerzempfin-
den noch nicht hat, dass aber, je älter der Mensch wird, auch
die Schmerzempfindungen stärker werden, sodass in der Tat
dieselbe Operation, an einem älteren Individuum vollzogen,
diesem viel mehr Qualen verursacht als einem Kinde.[1]

— ◆ —

Kleine Brüste

Gar manche Jungfrau hat, trotz scheinbarer Gesundheit, auffallend kleine Brüste. In Hinblick auf die Ehe und Stillungs-
unfähigkeit sollte alles für eine bessere Entwicklung getan werden. Bewährt haben sich folgende Maßnahmen: 1. Tägliche
Hantelübungen bei entblößten Körper nach Sandow, 2. Täg-

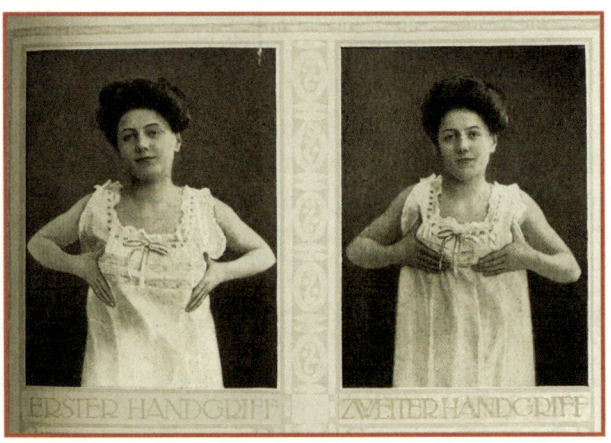

liche Begießung mit ganz kaltem Wasser und starkes Bürsten, 3. Massage mit zarten Schüttelungen und Kneten, sowie zartes Streicheln. 4. Zu kleine Warzen müssen täglich hervorgezupft werden. 5. Das Korsett muss sofort abgelegt werden!

Monatelangen Behandlungen mit o. g. Maßnahmen, die ohne Unterbrechung fortgesetzt werden sollten, wirken für die darauffolgende Verehelichung in den meisten Fällen günstig.[5]

— ◆ —

Kleinwuchs

Inserate wie «Sie sind zu klein» oder «Erhöhen Sie Ihre Körpergröße» behaupten, dass der menschliche Körper sich in einer bisher nicht bekannten Weise unter Verwendung eines Apparates beeinflussen lasse. Diese Apparate kosten 65 und 80 Mark. Die ganze Methode ist so widersinnig, dass ein großes Maß an Leichtgläubigkeit dazu gehört, auf diesen Schwindel hereinzufallen. Eine Zusicherung im Inserat ist so verklausuliert, dass sie wertlos ist. Vorsicht![7]

— ◆ —

Koketterie

Wenn Frauen aus Koketterie und Afferei den Gebrauch des Tabaks nachahmen, so handeln sie unklug und unrecht. Sie sollten ihre Männer und Söhne günstig beeinflussen. Wenn Frauen schlechte Gewohnheiten und alberne Leidenschaften der Männer nachahmen, hören gute Sitte, Vernunft und Hygiene im Hause ganz auf![5]

— ◆ —

Kolonialkost

Wichtig für den Weißen in den kolonisierten Gebieten ist die gemischte Kost: Bananen, Melonen, Ananas, Limonen, als Gemüse gekocht, der Maniok oder die süße Kartoffel, die Yamswurzel, gekocht und geröstet. Wer diese Pflanzenstoffe aber roh genießt, wird bald von der Malaria erfasst. Bewegung kann sich der Einwanderer nur kaum machen, da sonst die Schweißabsonderung zu stark ist, physische Arbeit ist ihm geradezu schädlich.[14]

— ◆ —

Kondom

Das Kondom wird aus Tierblasen hergestellt und soll den Erguss des Samens in die weiblichen Teile verhindern. Dieser Überzug reißt leicht ein und stört als zwischenliegender Fremdkörper den Austausch der Geschlechtsorgane. Er schwächt Empfindungen, reizbare Männer werden dadurch geschwächt und für Frauen wird der Begattungsakt zu einem halb onanistischen.[5]

— ◆ —

Kongestion

Wenn der Kopf der Pubertierenden sich in Kongestion befindet, die Augen leicht ermüden, der Blick trübe wird, umschleiert ist und die Lider blinkern, kann dies zur dauernden Angewohnheit werden und das Mädchen kurzsichtig werden.[8]

— ◆ —

Korsetts verschlechtern die Rasse

Urteil namhafter Spezialisten über das Korsett: Das enge
Schnüren hat mehr zur Verschlechterung der Rasse bei zivi-
lisierten Völkern beigetragen als alle Kriege, Epidemien und
Hungersnöte zusammen.

Die Folgen sind: Starre, unbiegsame Taille – schlechter
Teint – Blasse, dünne Lippen – gerötete Nase – Sinken des
Temperaments und der Lebenskraft – Allmähliche Verzer-
rung der Gesichtszüge – frühzeitige, starke Runzelung des
Gesichts – frühes welk werden der Körperhaut – vermehrte
Reizbarkeit und Übellaune – Glanzlose Augen – verunstaltete
Schultern – verunstaltete Brust – Gezwungene, kraftlose Hal-
tung durch die Erschlaffung der Körpermuskulatur – schwere
Entstellung des Leibes durch die schweren Geburten – Unfä-
higkeit des Leibes und der Muskulatur, die frühere Schlank-
heit des Körpers wiederherzustellen.[7]

— ♦ —

Kopfgicht und andere Übel

Der gesunde, kräftige Mensch mit gutem Haarwuchs bedarf
keiner Kopfbedeckung. Pelzmützen sind ganz zu verwerfen.
Frühzeitiges Ausgehen der Haare, Neuralgie, Kopfgicht, Kopfschmerzen und andere Übel sind auf das Zu-warm-halten des
Kopfes in Jugendjahren zurückzuführen. Ängstliche Mütter
tun gut daran, ihre Kinder schon frühzeitig an eisige Waschun-
gen des Kopfes zu gewöhnen.[1]

— ♦ —

Kopfschmerzmittel

Man nehme gesäuerte Brotkrumen mit Salz vermischt, mit Rosen-Essig befeuchtet und binde dieses um die Stirn. Ein vor dem Schlafengehen genommenes Fußbad mit Asche und Salz hat sich als Hausmittel bewährt. Kopfschmerz, der seine Ursache in zu starkem Blutandrang hat, wird beim Schlürfen von kaltem Wasser gemildert und hört bisweilen ganz auf.[1]

— ◆ —

Körperdiätetik

Eine Körpererziehung und Körperpflege der Jungfrau ist keine künstliche Verschönerung der Erscheinung, keine Koketterie mit dem Körper, sondern eine natürliche Körperdiätetik, die unter dem Beistand eines guten Hausarztes geleitet und überwacht werden muss. Die Ziele sind: Gesundheit und Anstand. Die Pflege der Organe ist wichtig im Hinblick auf die vom Gattungsleben umschlossenen weiblichen Missionen.[8]

— ◆ —

Krämpfe

Krampfkrankheit kann in der Muttermilch liegen, wenn die Mutter oder Amme in ihrer Lebensweise bedeutende Fehler begehen: sich körperlich oder geistig sehr anstrengen und sich den Genuss spirituoser Getränke oder stark gewürzter Speisen erlauben. Auch heftige Leidenschaften, Zorn, Ärger, Gram, ja selbst Freude kann auf den Säugling einwirken. Man hat Beispiele, dass mehrere Kinder einer Mutter, welche selbst stillte, an Krämpfen starben, während die folgenden durch Ammen ernährt wurden und am Leben blieben.[9]

— ◆ —

Kranke Menschheit

Dreiviertel der heutigen Menschheit ist chronisch krank, und wenn es ein selten verschwindender Schnupfen oder Schweißfüße sind, oder Ausfall der Haare. Bei chronischen Zuständen aller Art bedarf es sowohl einer anregenden Behandlung wie der lösenden, erweichenden und ausscheidenden Wirkung, um den Stoffwechsel zu bessern. Ein ausgiebiger Luftwechsel, mit energischen Eingriffen und Geduld sind benötigt.[5]

— ◆ —

Krankenbesuche

Geschenke bei Krankenbesuchen sind schwierig, z. B. wenn man Kranke mit unterhaltendem Lesestoff versehen will. Aufregende Lektüre (Räubergeschichten und Sensationsromane) sind höchst unzweckmäßige Bücher, die den Kranken schrecken und ängstigen, weil ihr Inhalt darauf hinweist, sich mit dem Gedanken des Jenseits zu beschäftigen. Man sollte mit lustigen Geschichten daher eher die Bedenken über die Gefährlichkeit seines Leidens zerstreuen. Zum Krankenbesuch gehört Takt, der nicht vom Grad der Bildung und des Wissens abhängt, sondern sich bei einfachen Menschen viel besser äußert als bei höher Stehenden.[1]

— ◆ —

Kritischer Zustand

Eine Schwangerschaft muss als kritischer Zustand im Leben des Weibes angesehen und danach behandelt werden: nicht verreisen, keine Visiten abhalten und Bälle besuchen, nicht tanzen, keine Wäsche besorgen, oder schwere Gegenstände heben, sowie keine heftigen Gemütsbewegungen, da die Schwangerschaft an sich schon nervöse Aufregungen mit sich bringt.[3]

— ◆ —

Kulminationspunkt

Nach der Samenentleerung des Mannes kommt es oft zur Entzweiung der Naturen, denn er ist befriedigt und zieht sich abgekühlt zurück, aber das Weib ist zum gewissen Grad erhitzt, verlangt erst jetzt vom Manne das höchste Feuer, welches ihr nicht nützt, auch wenn er es noch besäße. Oft schiebt die Frau dann die Schuld auf den Mann, hält ihn für unfähig, den oft wiederholten Akt auf den Kulminationspunkt fortzuführen. Sie fühlt sich unbefriedigt und ahnt nicht, dass der Grund ihrer Unzufriedenheit allein in der Naturwidrigkeit des allzu häufigen, unnötigen Geschlechtsverkehrs liegt.[9]

— ◆ —

Kusslust des Weibes

Das weibliche Geschlecht ist das kusslustige; seine Zärtlichkeit, seine Hingebung, sein Verkehr verleiten es vielmehr zum Küssen, als dies beim männlichen Geschlecht der Fall ist. Dies hat aber auch Gefahren: kranke Zähne, ebensolcher Speichel, übler Mundgeruch, Übertragung von Krankheitsstoffen.

Küssen auf Wangen kann Ausschläge verursachen. Es ist eine Unsitte, sich mit Küssen zu begrüßen, die mit mangelnder Persönlichkeit zusammenhängt. Man küsse nur bei warmem Herzensdrange, gelegentlich oder zur rechten Stunde. Es genügt meist ein warmer Händedruck, der keinen Ekel einflößt. Begrüßung sollte keine Lüge werden, so wenn man unsympathische Menschen auch noch mit Zärtlichkeiten bedenkt. Wahr sein heißt auch stark sein![5]

Lachkur

So wie Kummer zu Siechtum führt, Schreck den Tod bringen kann, so kann Freude und Heiterkeit Besserung und Heilung bringen. Freude ist das beste Heilmittel, eine Lachkur ist eine unersetzliche Arznei. Man lese Busch und Fritz Reuter![5]

— ◆ —

Landeier

Der wunde Punkt der ländlichen Gesundheitspflege ist die Reinlichkeit. Auffallend ist, welche zähe Abneigung, man möchte fast sagen Hass, der Dörfler gegen Wasser und frische Luft hat. Sein Geruchsorgan ist auch abgehärtet, und so empfindet er kein Bedürfnis, den merkwürdigen Düften in seinem niedrigen Zimmer, das er unter Umständen mit seinen unvernünftigen Hausgenossen (Hühner, Gänse, Ziegen usw.) teilt, einen Abzug zu gewähren. Im Bett muss es schön warm sein. Nur tief versenkt in dicke, schwere Federbetten fühlt er sich wohl auf seinem Strohsack. Vom Waschen und Baden hält er nichts. Wenn der Himmel nicht manchmal Mitleid hätte und seine Schleusen öffnen würde, um ein kräftiges Duschbad zu applizieren, würde der Dörfler das ganze Jahr nicht mit anderem Wasser als dem in Form von Schweiß selbst produzierten in Berührung kommen.[7]

— ♦ —

Landpomeranzen

Landmädchen können in Bleichsucht verfallen und sehr krank werden, wenn sie von ihrer Dorfheimat in die Stadt versetzt werden. Veränderte Luft und Kost, ungesunde Arbeit in geschlossenen Räumen, das Anpassen der Kleidung an städtische Verhältnisse tragen dazu bei, dass auch von Haus aus robuste «Landpomeranzen», sobald sie in die Stadt versetzt werden, krank werden. Sie vermissen natürliche Auslösung des Frohsinns, gemeinsames fröhliches Spiel mit Singen, Lachen und Scherzen, leiden unter Kummer und Gram, Heimweh, Mangel an Liebe, Familienangehörigen und Freunden, Verkümmerung des Herzens und der Lebensfreude. So werden sie am Körper siech und blutarm.[7]

— ♦ —

Langes Schlafen

Das lange Schlafen oder wenigstens lange Liegen im Bett wird, namentlich bei Mädchen, welche der Schule bereits entwachsen sind, häufig die Ursache zur Onanie.[9]

— ♦ —

Laufen ist schlecht für Frauen

Für das weibliche Geschlecht ist das Laufen keine passende Bewegung; denn das Becken ist bei ihm größer und breiter, daher der Schwerpunkt leicht schwankend, deshalb sind Weiber beim Laufen fast immer geniert. Die Weiber sind nicht zum Laufen gemacht, wenn sie fliehen, so geschieht es nur, um eingeholt zu werden. Das Laufen ist zwar nicht die einzige Sache, welche sie nicht gern tun, aber es ist das Einzige, was sie nicht mit Unmut tun.[9]

— ◆ —

Lawinenartige Haltung

Das Stehen ist eine Arbeitsleistung. Da den Frauen von der Körperhaltung nach dem natürlichen Gleichgewichtsgesetz nichts durch Erziehung bekannt geworden ist, so stehen die Frauen samt und sonders von unten nach oben und von oben herab schlecht und fehlerhaft. Schon der Kopf wird niemals in richtiger Arbeitsverteilung von denjenigen Muskeln gehalten, die für jede Richtung der Kopfhaltung ringsum am Halse dazu angebracht sind. Meist hängt er willkürlich nur an einigen dieser Muskeln vornüber und zieht durch sein Eigengewicht nun fortwährend benachteiligend an demjenigen Muskel, der die schöne Nackenlinie des Weibes bedingt.

Durch diese Zerrung werden auch noch andere Rückenmuskeln mitverzogen, während zugleich der prächtige Brustmuskel, auf welchem der Busen aufsitzt, vorne schlapp heruntersinkt samt den ihm aufsitzenden Brüsten und so gleichzeitig eine hässliche Büste erzeugt.

Und nun geht es lawinenartig weiter mit der schlechten Haltung, die Kreuzgegend wird da, wo die Natur sie eingebogen (konkav) haben will, nach rückwärts hinausgedrückt (konvex), der Bauch steigt vorne in die Höhe. Die Bauchmuskulatur passt sich der Verschiebung an, der Inhalt des Brust-

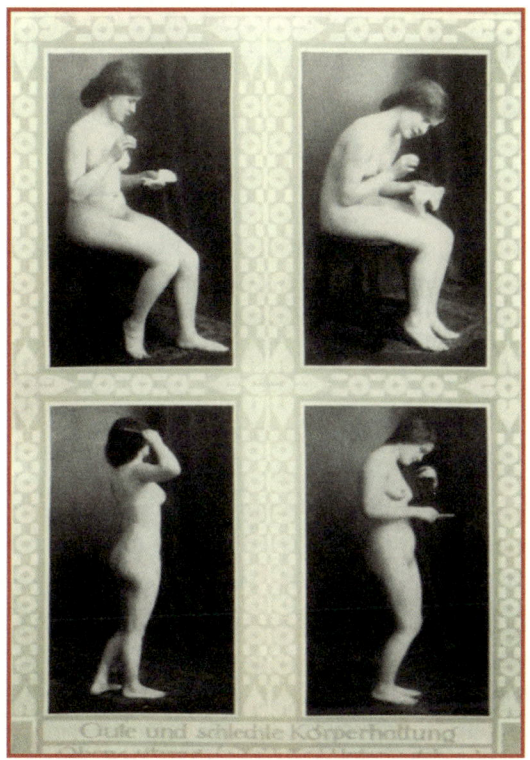

Gute und schlechte Körperhaltung

korbes sinkt, und nun herrscht völlig Anarchie in der Lasten-
verteilung und den Schönheitslinien. Alle Bedingungen zu
nachteiliger Arbeitsleistung sind durch dieses schlechte Stehen
gegeben.[4]

— ◆ —

Laxantien

Es bilden sich viele Leute ein, Würmer zu haben, laufen zum
Wurmdoktor, der sie noch in der gewinnbringenden Ansicht

bestärkt. Oft kommt es vor, dass sich der Zustand des Patienten durch Wurmmittel und scharfe Laxantien verschlechtert.[9]

— ♦ —

Lebensart

«Mit den Hühnern zu Bett und mit dem Hahn wieder heraus», ist die Vorbedingung zur Gesunderhaltung. Städter verschlafen das Leben und die Gesundheit.[7]

— ♦ —

Lebensgeister wecken

Belebende Mittel lösen Nervenreiz aus. Sie können bei Schwächezustand, Ohnmacht oder ähnlichem angewandt werden, so z. B. Anspritzen mit kaltem Wasser, Riechstoffe (Essigsäure, Eau de Cologne, Ätherspiritus) oder kohlensaures Selterswasser. Lebensgeister weckt man auch durch in eine Zitrone beißen oder «Hoffmannsche Tropfen». Für nicht abgestumpfte Personen, also für solche, die keinen Alkohol genießen, sind auch ein paar Tropfen Kognak wirksam. Auch Kaffee und Amoll ist wirksam und stellt die nötige Gesichtsröte wieder her.[5]

— ♦ —

Lebensregeln für die Jungfrau

Hier einige goldene Lebensregeln für die Jungfrau im Interesse ihrer körperlichen und seelischen Gesundheit: Einfachheit des Lebens; frühes Aufstehen am Morgen; sorgfältige Reinigung und Sauberkeit an Körper und Kleidung; früher Ausgang ins

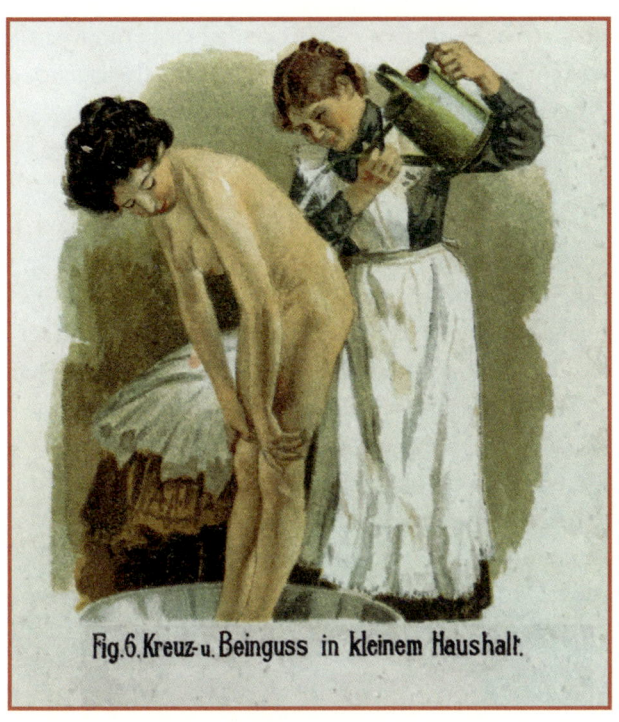

Fig. 6. Kreuz- u. Beinguss in kleinem Haushalt.

Freie; um in frischer Luft und weitem Horizonte Brust und
Gemüt zu erfrischen und zu erweitern; geregelte, nützliche
Arbeit, Übung der physischen und geistigen Kräfte, Ordnung
und Mäßigkeit in allen Stunden der Nahrung, des Vergnügens und der Erholungsruhe; Freude am Fortschritt und am
Tageswert; Mitternachtsschlaf; Freihalten der Phantasie von
sinnlicher Lektüre, Theateraffekt und Üppigkeit; Anstands-
und Schamgefühl in der Bekleidung und im Versehre mit sich
selbst; feine Empfindungen für das wahrhaft Schöne und Edle,
geistige Ausbildung im realen praktischen Wissen und Kön-

nen in der Richtung des weiblichen Lebensberufes; sittliche Auffassung der Liebe, keusche Heilighaltung des eigenen Geschlechts und des Verkehrs mit dem andern.[8]

— ♦ —

Leibbinden

Sie haben seit jeher unter der Frauenwelt eine große Bedeutung gehabt. Sie sollen einen schweren Leib stützen, bei Erschlaffungszuständen neuen Halt geben oder bei innerem Frost, Magen- und Darmleiden für gleichmäßige Wärme sorgen. Eine der wirkungsvollsten Leibbinden ist der Jun- oder Hera-Gürtel, der bei Hängebauch, Erschlaffung, Wanderniere, Gebärmuttersenkung vortrefflich wirkt. Viktoria- und Monopol-Leibbinden haben ebenfalls erhebliche Vorzüge, wie bei schweren Frauen der Platen-Garmsche Gürtel sehr zu empfehlen ist, da er Halt und Zuversicht gibt.[5]

— ♦ —

Lesewut

Der Leseteufel ist nicht der Mächtigste der bösen Geister, die am Verderben der Seelen arbeiten. Auch in Fällen, in denen es sich nicht um die Wirkung ungeeigneter oder gefährlicher Lektüre handelt, stiftet die «Lesewut» zuweilen viel Unheil. Durch sie wird nicht alleine die Phantasie erhitzt, sondern auch die Grundlage zum Müßiggang gelegt. Ihren Opfern begegnen wir allerorten. Unter sie zählt auch der unstete junge Mann, dem die Lust nach Abenteuer hinderlich beim Ergreifen eines Berufes gewesen, – der in fremden Ländern sein Glück sucht – ohne es zu finden. Indianergeschichten, phantastisch lockende Beschreibungen anderer Zonen trieben ihn hinaus in die Ferne. Jeder freie Moment galt dem Verschlingen solcher Lektüre.

Einer Familienmutter kann selbst die Sorge für sechs Kinder nicht die gewohnte Romanlektüre untreu machen. Kindergeschrei, bedürftige, zerrissene Wäsche, Schulaufgaben der Kinder – nichts veranlasst sie abzustehen von der Gewohnheitssünde: zu lesen auf Kosten der Pflichterfüllung! Die vom Leseteufel Beseelten sind gute Kunden der Leihbibliotheken, welche sie mit der Konditorware versehen, die ihnen leider statt nahrhafte, gesunde Speisen zum Bedürfnis geworden ist.[7]

— ◆ —

Leuchtkraft

Dr. Wolpert hat durch lehrreiche Untersuchungen Folgendes festgestellt: Wenn in kleinen Wohnräumen mehrere Personen anwesend sind, wird durch den Atmungsvorgang so viel Sauerstoff entzogen und dafür Kohlensäure beigemischt, dass dadurch der Verbrennungsprozess der Petroleumlampe sehr notleidet und die Leuchtkraft bis auf 50 Prozent weniger herabgeht. Die Verbrennungsprodukte dabei sind Gift für die Atmungsluft der Anwesenden.[7]

— ◆ —

Liebe, die das Herz durchglüht

In der Jungfrau knospt und erblüht das heiligste und schönste Menschengefühl, die Liebe: in dieser, welche das Leben treibt, beglückt und verherrlicht, wurzelt die Kraft, Schönheit und Veredlung des Weibes. Liebe, die das Herz durchglüht, eine

Sehnsucht nach Glück in der Vereinigung des Weibes mit dem geliebten Manne, sowie eine hingebende Opferfreudigkeit, ist des Weibes erhabenste Mission, die in der reifen, natürlich und normal erzogenen Jungfrau ihren beglückenden Sonnengang durch das Leben beginnen soll. Durch die Liebe beherrscht das Weib die Welt, verschönt und veredelt sie und sich selbst und hebt den Mann zur eigenen sittlichen Höhe und Gesittung empor.[8]

— ◆ —

Liederliche Männer

Einige Männer und Frauen leiden beständig an Angst, der Partner könnte sich vergehen oder die Treue brechen. Selten gibt es so kokette Frauen oder liederliche Männer, deren Seelenleben nicht gesund ist, denen nichts heilig ist und die Neuropathen sind. Wenn aber die Eifersucht nur ein aufreibendes Eheleben gestattet, braucht man einen tüchtigen Arzt, um eine beginnende Geistesstörung zu behandeln, oder eine schwierig auszuführende Kur zu verordnen mit mehrmonatiger Trennung der Gatten.[5]

— ◆ —

Liegen zu Heilzwecken

Die Neuzeit schenkt systematisch betriebenem Liegen zu Heilzwecken immer mehr Aufmerksamkeit. Und mit Recht. Es bewirkt Schonung der Herzkraft, gleichmäßiger Erwärmung, reichlich Genuss von reiner Luft (am besten im Wald mit Blick ins Blaue). Lesen oder sprechen ist dabei verboten. Starke Geräusche sind zu vermeiden, denn schlummern gehört dazu.[5]

M

Magenkrampf

Dies ist eine Neuralgie der Magennerven, die oft mit Herzdruck verbunden ist. Nervöse Aufregung ist meistens die Ursache. Behandlung: Wenn ein Magenkrampf beginnt, stecke man
abwechselnd Beine und Arme in sehr heißes Wasser. Heiße
Magenkompressen, Baldriantee, Schleimsuppen, Magenmassagen, Beruhigung des Gemütes, Kräftigung des Nervensystems kann auch ein altes Übel noch beseitigen.[5]

— ◆ —

Magnetismus heilt

Animalischer Magnetismus, Lebenskraft, durchzieht jedes
Gebilde, jeden Organismus. Der Mensch besitzt Strahlungs-
achsen in der Breite, Höhe und Dicke. Die rechte Seite,
speziell die Fingerspitzen der rechten Hand und die rechte
Gehirnhälfte, zeigt, in der Dunkelkammer betrachtet, eine
bläuliche, die linke Seite, speziell die Finger, wie auch die
linke Gehirnhälfte, eine gelbliche Ausstrahlung. Im Krank-
heitszustande überwiegt die gelbe Strahlung ganz bedeutend.
Zur Gesundung handelt es sich darum, das Gleichgewicht der

Strömungen oder Strahlungen wiederherzustellen. Nach einer magnetischen Bestrahlung wird die krankhafte Strahlung gewaltig reduziert. Es verhalten sich die Körperhälften also nicht gleich. Die rechte Seite darf, wie beim Magneten, nicht mit gleichnamigem Pole, nicht mit der rechten Hand nach außen und hinten gestrichen werden. Leib, Genitalien und After sind also mit der rechten, der Rücken vorzugsweise mit der linken Hand zu behandeln. Der Strich muss nach außen erfolgen. Die magnetisierte Person empfindet bei der Manipulation häufig angenehme Wärme oder wohltuende Kühle. Anschließend tritt eine Abneigung gegen geistige Beschäftigung und Schlafbedürfnis ein. Sehr empfängliche Personen werden von einem schweren Leiden in einer einzigen oder doch in wenigen Sitzungen geheilt. Der Heilmagnetiseur stahlt den in Form des Nervenfluidums enthaltenen Gesundheitsstoff aus, und dieser wird mit Begierde von den krankhaft affizierten Zellen des Patienten eingesogen, vorausgesetzt, dass eine Verwandtschaft zwischen dem Magnetismus des Heilers und des zu Heilenden besteht. Diejenigen werden am ersten der wohltätigen Einwirkungen der Magnetisierung teilhaftig, die sich mit Seelenruhe und ohne vorgefasste Meinung ihnen hingeben.[3]

— ◆ —

Magnetopath

Am besten gestaltet sich die Heilung, wenn Magnetopath und Arzt eins sind. Der vielbeschäftigte, oft abgehetzte Arzt, dessen Gehirntätigkeit oft sehr in Anspruch genommen ist, verliert die Fähigkeit der ruhigen Ausstrahlung. Ein Magnetopath muss seinen Körper pflegen, seine Seele gesund erhalten und sich nicht in einseitiger Weise beschäftigen. Besonders wün-

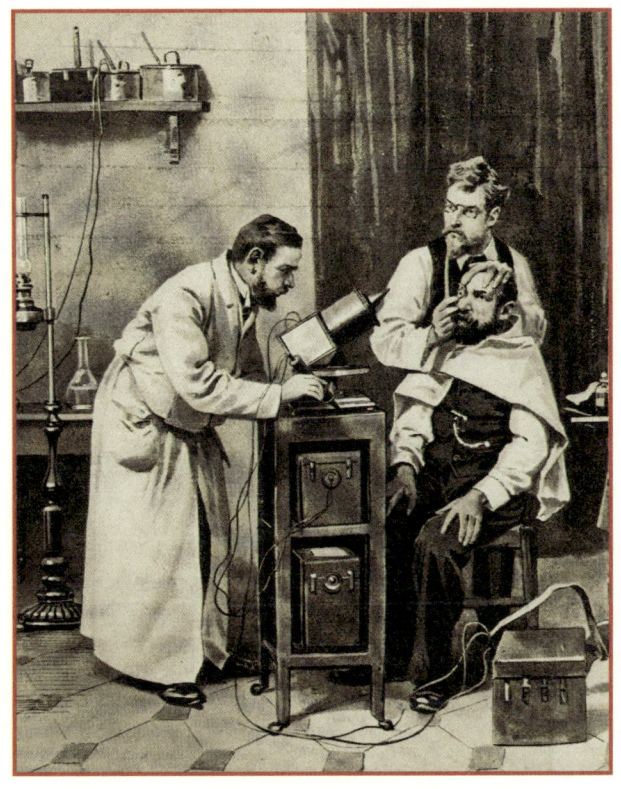

Entfernung metallischer Fremdkörper aus dem Auge
vermittelst des Elektromagneten.

schenswert ist, ein herzenswarmer, sittenreiner Mensch voll-
bringt den «Lebenswecker». Dieses Verhältnis würde am
wirksamsten unsauberem Treiben schwindelhafter Existenzen
ein Ende machen und in natürlicher, schönster Weise der zu-
nehmenden Körperschwäche der heutigen Menschheit entgegenwirken.[5]

Männerfragen

Gibt es auch Männerfragen, denn bisher wurde nur immer von Frauenfragen gesprochen? Uns scheint es, dass es viel nötiger sei darüber zu sprechen. So ist z. B. die Zahl der männlichen Selbstmörder viermal so groß wie die weiblichen. Männern obliegt nämlich alleine die Sorge, Last und Mühe des Lebensunterhalts, der Kampf «um das Dasein» mit Schrecken und Nöten, während das Weib von der rauen Wirklichkeit fortwährend unberührt bleibt.[3]

— ♦ —

Männerfurcht

Der wahre Grund der zunehmend unverheiratet bleibenden Jungfrauen ist die Furcht der Männer, sich mit einem Mädchen zu verbinden, das für die Ehe gar nicht vorbereitet, der modernen Weltbildung entsprossen ist und für deren Ansprüche ein solider, aber mäßiger Erwerb des Mannes gar nicht mehr ausreicht. Wo sind die bescheidenen, fähigen Mädchen, die von Pflichtgefühl einer Hausfrau erfasst werden, zur Gründung einer kinderreichen Familie?[8]

— ♦ —

Mäßigkeits-Vereine

«Der Deutsche muss aus der Kneipe vertrieben werden, eher wird es nicht besser.»

Tiefer blickende Menschen geben zu, dass das Wirtshaus heute an vielem die Schuld trägt. Die einen sagen, die Kneipe hat das Familienleben vergiftet und andere klagen, dass sie den

Idealismus zerstört hat. Manche machen sich lustig darüber, wie die Kneipe den Deutschen versimpelt hat. Die Leute aus den Mäßigkeits-Vereinen schreiben dem Wirtshausgift die Schuld an der Zunahme der Selbstmorde und den Irrsinnigen zu.[7]

— ◆ —

Mannweiber

Aus dem Hause, wo ein Mannweib herrscht, flieht der Schutzengel, die Poesie des Lebens; es steht öde und kalt da. – Aber wir fürchten nicht dieses drohende Gespenst des Familienlebens; noch gibt es Jungfrauen und Frauen und wird deren, nach der höchst notwendigen und darum unausbleiblichen Reform der weiblichen Erziehung, immer geben, welche den heiligen Schatz der echten Weiblichkeit hüten.[8]

— ◆ —

Marterpanzer der Mädchen

Heutzutage nehmen Ausschreitungen aller Art, die man Vergnügungen nennt, in erschreckender Weise überhand und ruinieren unsere junge Generation. Die weibliche Jugend beginnt schon mit 16 Jahren an allerlei Beschwerden zu laborieren. Appetitlosigkeit, schwächliche Entwicklung, schlechte Verdauung sind Resultate moderner Erziehung, die das junge Mädchen in einen Marterpanzer presst, ehe sich sein Körper entwickeln konnte, und das seine Erholungsstunden in der schwülen, schlechten Ballsaal-Luft suchen muss. Wenn solche arme, geschädigte Menschenblume heiratet, wird oft aus dem schwächlichen Mädchen eine kränkliche Frau, die kranke Kinder in die Welt setzt, wenn sie überhaupt dazu imstande ist.[7]

Maßlosigkeit

Man schaue, was die Menge essen muss, um den Bauch zu er-freuen! 50 Prozent der Krankheiten und alles Elendes kommt durch die Völlerei, die Maßlosigkeit in Speise und Trank. Die Frau selbst geht ins Wirtshaus mit; sie isst, trinkt, spielt, raucht wie ein Mann. Man sieht wohl den Mangel an Einsicht und Jugend, aber nicht den an Glück durch Völlerei.[7]

— ◆ —

Mastkur

Eine wenig anziehende Bezeichnung für eine besondere Art einer Stärkekur aus England, mit besonders reichlicher schwe-rer Kost, unter Anwendung von körperlicher Ruhe, Massage, Elektrizität und Magnetismus.[3]

— ◆ —

Menstruation

Da gesundes Nervenleben und gute Blutbeschaffenheit immer seltenere Vorzüge unter der Menschheit werden, so ist auch die beschwerdefreie Menstruation nur bei wenigen Frauen zu finden. Man kann sagen, sie ist der Barometer für den Gesund-heitszustand der Frauen, die über Herzerregung, große Mattig-keit, Unlust zur Arbeit und zur Unterhaltung, klagen.

Innere Massagen, Heißluft- und Sitzbäder, Heil- und Atem-gymnastik, Milch, Obst, Gemüse, anstatt des gewohnten Bie-res und Kaffees, sowie richtige Körperpflege haben die beste Wirkung auf eine menstruierende Frau.[5]

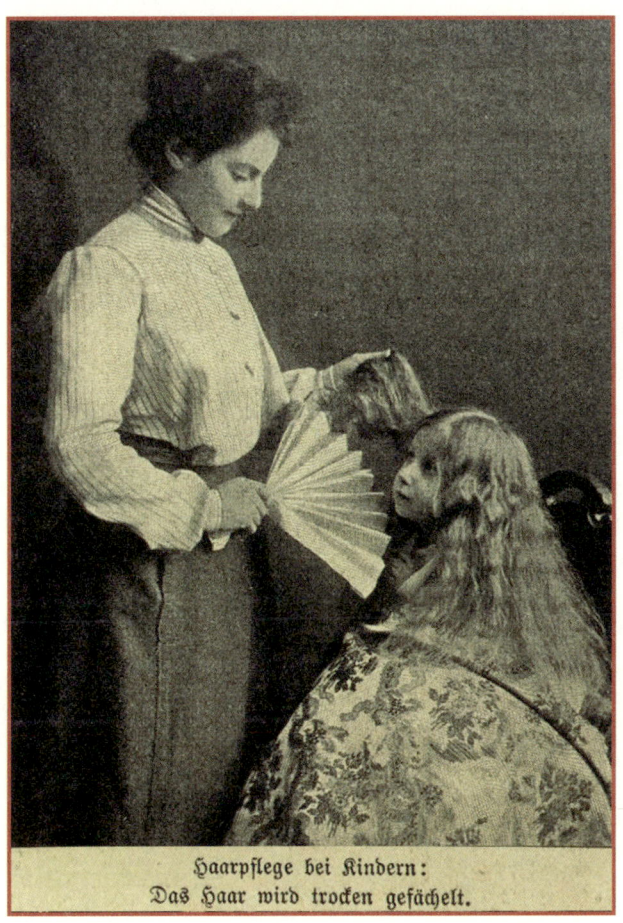

Haarpflege bei Kindern:
Das Haar wird trocken gefächelt.

— ◆ —

Mineralwasser

Dies ist mit besonderer Vorsicht zu trinken, da es unter Umständen Gefahren hat, wie eine stark lösende und austreibende
Wirkung durch die Mischung von Mineralien.[5]

Die Vertreibung von Mitessern ist nicht immer so einfach, wie
man wünscht und glaubt, weil ihre Entstehung größtenteils
auf Rechnung eines konstitutionellen Zustandes gesetzt werden muss. Aus diesem tut vielen eine gründliche Veränderung
der äußeren Lebensverhältnisse sehr not, mindestens aber tägliche Bewegung im Freien. In neuerer Zeit werden gegen die
Mitesser mit vielem Erfolg Sandabreibungen in der Art angewendet, dass man mit einem angefeuchteten, in feinsten Sand
getauchten Tuch das Gesicht abreibt, zunächst gelinde, später
schärfer, dann so scharf, dass es weh tut. Zuletzt wird der Sand
abgewaschen und die Haut gut abgetrocknet. Hautabschür-
fungen können dabei vorkommen, doch die Mitesser werden
entfernt.[1]

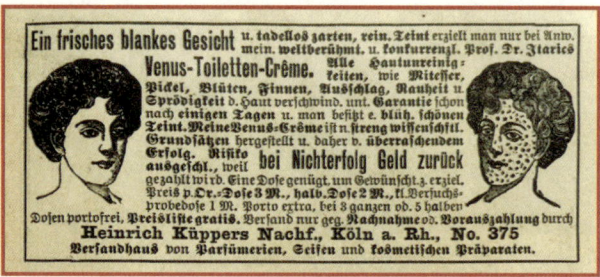

— ◆ —

Mitgift

Die elterliche Mitgift eines schwächlichen Blutes verursacht
Krankheiten, Leiden, Schwäche, Blutarmut, Bleichsucht,
Schwindsucht, Erschlaffungszustände, Knochenverschiebun-

gen und Deformitäten, die das Auftreten der Jungfrau in der Welt und das Gattungsleben des Weibes beschränken.[8]

— ◆ —

Mode ist gefährlich!

Warum ist Mode für die Frauenwelt so gefährlich? Weil sie selbstständiges Denken raubt, weil sie zu hygienischen Sünden verleitet und daher den Körper schädigt. Welche Veränderungen und wie viel Überflüssiges neben Unschönem und Gesundheitsschädlichem kommen von Paris? Kluge Frauen sollten sich von der Herrschaft der Mode befreien. Sie sollten nur das nehmen, was zu ihrer Körperbeschaffenheit passt. Wer Gesundheitspflege treibt, wer gesunden Schönheitssinn hat, dessen Standpunkt wird der Mode gegenüber klar vorgezeichnet sein.[5]

— ◆ —

Mode und Barbarei

Die Kongofrauen durchbohren Nase und Ohrläppchen, um Metallringe durchzuziehen; Feuerländerinnen binden ihre Haare am Hinterkopf schmerzhaft fest zusammen, um sie möglichst abstehend zu erhalten. Andere tätowieren den ganzen Körper, feilen die Zähne spitz zu oder malen sie schwarz aus, reißen sich die Augenbrauen und Wimpern aus und krümmen ihre langen Fingernägel zu Krallen. Die Chinesinnen verkrüppeln sich die Füße, die Europäerin den Brustkorb und die Wade. Es kommt alles auf eines heraus: auf Mode oder Barbarei![7]

Moderne Seuche

Klavierspielen ist eine «moderne Seuche», da es leider von Unbegabten ebenso gepflegt wird wie von Könnern. Nervöse Personen werden durch Ausübung reizbarer. Schwachen Mädchen mit erregtem Herzen, Blutarmut und starken Menstruationen sollte man es ganz verbieten. Anders verhält es sich mit Singen. Es kräftigt den Organismus und leitet das Blut aus dem Becken ab.[5]

— ◆ —

Mohnkapseltee

Säuglinge werden oft durch den Gebrauch des betäubenden Mohnkapseltees, der ihnen zur Beruhigung gereicht wird, vergiftet oder durch unzweckmäßige Nahrungsmittel, z. B. durch Auffütterung mit groben, mehligen Speisen, sowie durch Gebrauch des Saugbeutels.[9]

— ◆ —

Moral

Moral ist der Inbegriff sittlicher Grundsätze und deren Befolgung. Die Moral zeigt sich in der Praxis sehr schwankend und ist beeinflusst durch Zeitströmungen. Ein besonders grelles Beispiel ist die «Herrenmoral», die weiter nichts ist, als ein roher Auswuchs des Größenwahns.[3]

— ◆ —

Morphiumsucht

Da heutzutage Morphium, wie Alkohol, über Schwäche und Schmerzen für einige Stunden hinwegtäuscht, verfallen viele der Morphiumsucht. Schlaflosigkeit, Schwäche, Energielosigkeit, verfallenes Aussehen sind äußere Zeichen. Die Heilung der Morphinisten ist sehr schwierig. Bei zufälligen Vergiftungen mit zu großen Dosen Morphium mache man kalte Begießung, achte auf Atmung, gibt als Gegengift Atropin, wenn ein Brechmittel schon zu spät kommt. Wahnsinn oder Selbstmord ist das häufige Ende unglücklicher Morphinisten.[5]

N

Nachhülfe

Aber auch der gereiften Jungfrau bleibt noch ein Trost und
eine Nachhülfe in manchen Störungen der Gesundheit übrig,
welche elterliche Sorglosigkeit und Unverständigkeit verschul-
det haben; oft ist es der Jungfrau noch möglich, durch eine
einsichtsvolle und vernünftig durchgeführte Selbstpflege, nach
den Regeln einer angemessenen Körperdiätetik, die Schwäche
in Kraft zu überführen, Rückstände, Mängel aus früherer Zeit
der Kindheit möglichst auszugleichen, Verzögerungen nach-
zuholen, überhaupt die bessernde Hand an sich selbst zu legen.[8]

— • —

Nachtwandelnde Mädchen

Mondsucht, Somnambulismus, haben Personen, die im Schlaf
ein lebhaftes Traumleben führen. Teile ihres Gehirns werden
in Tätigkeiten versetzt, sonderbare Dinge auszuführen. Man
nennt sie Mondsüchtige, da helles Mondlicht auf sie einwirkt.
Nachtwandeln passiert bei großer Empfindlichkeit des Nervensystems, oder bei schweren inneren Leiden. Empfindsame

Mädchen, die Kummer haben, tun es besonders. Behandlung: körperliche Arbeiten, Bergsteigen, erheiternde Eindrücke bei ruhiger Umgebung, geregelte Verdauung. Keine Nervenreize durch Bier, Wein, Kaffee, Tee, Fleischbrühe.[5]

— ◆ —

Naschkätzchen

Naschen dient der Gemüts- und Charakterbildung von Kindern, ist aber auch Gift für Zähne und Magen. Man kann Kinder ruhig halten durch Naschen, aber stärkt dadurch ihre Triebe. Das Leibliche hängt immer innig mit dem Geistigen zusammen, die Wahrnehmung durch das Gefühl, durch den Geschmack, den Geruch. Dies geht der Anschauung voran zur Empfindung, zum Vergleich, zur Unterscheidung, und zum selbständigen Urteil. Kinder, die fortwährend nach Süßem verlangen, schwächen ihren Magen, ihre Konstitution und somit auch ihre Psyche. Gegen Naschhaftigkeit muss deshalb mit aller Macht angegangen werden, auch bei Erwachsenen.[1]

— ◆ —

Naturtrieb

Die Selbstbefleckung kommt bei beiden Geschlechtern vor. Kinder legen den Naturtrieben folgend schon den Grund. Krankheitszuständen (Ausschlägen, Würmern) gilt es zu widerstehen. Die Bücher des Alten Testament und römische und griechische Klassiker sind keine passende Lektüre für Kinder und halbreife Knaben! Es geschehen auch Verführungen, besonders auf Gymnasien, in Pensionen, Arbeits- und Zuchthäusern. Bei Knaben ist vor heftigen und häufigen Rutenhieben

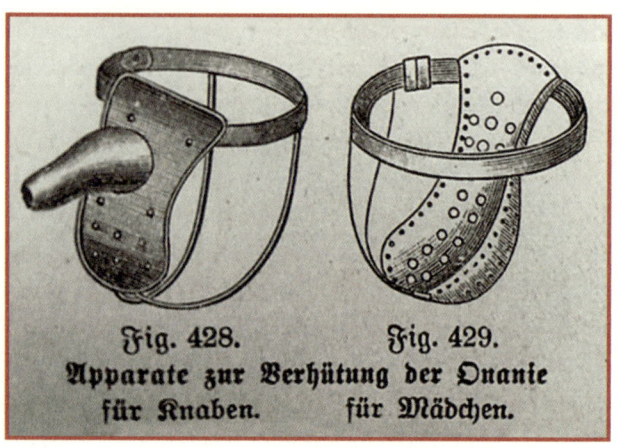

Fig. 428. **Fig. 429.**
Apparate zur Verhütung der Onanie
für Knaben. **für Mädchen.**

aufs Gesäß zu warnen, wie Geständnisse vieler Onanisten beweisen.[6]

— ◆ —

Nerven brauchen Wärme

Vom Gehirn, als leitendem Element unseres Körpers, hängt unser Nervensystem ab. Unsere Nerven stehen den gesamten Bewegungen und dem Empfindungsvermögen unseres Organismus vor. Um prompt ihre Tätigkeit versehen zu können, bedürfen die Nerven eines Wärmegrads von 37° Celsius, den wir nur durch einen normalen Stoffumsatz zu erreichen im Stande sind. Aber nur durch körperliche Arbeit und Bewegung, durch reichliche Sauerstoffaufnahme und Ausscheidung der Stoffwechselüberreste und Verbrennungsprodukte halten wir den Stoffumsatz in normalem Gange, nur durch zweckmäßige Bewegung und richtige Arbeit vermögen wir daher den Nerven den nötigen Wärmegrad zu verleihen.[11]

Neurasthenie nie selbst behandeln!

Die Überanstrengung des Nervensystems bringt Nervosität oder Neurasthenie hervor. Die krankhafte Nervenreizbarkeit, der ausgesprochene Mangel an Lebenskraft ist die traurigste Errungenschaft unserer Kulturepoche. Nervenschwäche ist eine notwendige Folge unserer Überzivilisation. Übertriebene Anforderungen an die geistige Tätigkeit der Jugend, der sie wegen des körperlichen Wachstums nicht gewachsen sind, führt sie zur Nervenschwäche. Es ist verständlich, dass sie dann ihren vorzeitig erwachten und unnatürlich befriedigenden Geschlechtstrieb frönen.

Behandlung: Bei der Neurasthenie ist jede Selbstbehandlung ausgeschlossen, weil die Kranken die Symptome an sich selbst nicht erkennen. Sie brauchen unbedingt die Behandlung eines sachverständigen Praktikers. Gute Möglichkeit zur Behandlung sind Hypnose oder Lebensmagnetismus, die jedoch auf dem sympathischen Band zwischen Hypnotiseur/Magnetiseur und Neurastheniker beruhen.[11]

— ◆ —

Nichtstun

Bei deinen Kindern verhüte die Neigung zur Bequemlichkeit und Verweichlichung. Unterdrücke deshalb Faulheit und Unmäßigkeit, härte das Kind vorsichtig ab, gewöhne es an Tätigkeit, und mache ihm frühzeitig begreiflich, dass das Essen, Trinken und Nichtstun nicht die höchsten Lebenswerte sind.[1]

— ◆ —

Nymphomanie

Was ist Mutterwut oder Nymphomanie? Bei sexuell unbefriedigten Frauen stellt sich so hohe geschlechtliche Reizbarkeit ein, dass ohne Rücksicht auf Anstand und Vernunft die unglaublichsten Mittel zur Befriedigung des Geschlechtstriebs verwendet werden. Dieser Zustand wirkt auf die Intelligenz ein, sodass solche Kranke oft den Irrenhäusern überliefert werden. Ohne energische ärztliche Hilfe kommt man mit häuslicher Behandlung überhaupt nicht zurecht.

Behandlung: Diät, Packungen, entweder kühlend oder schweißtreibend, warme Sitzbäder, beruhigende Kräuter, strenge Überwachung, Schrothkur. Es ist nicht gleichgültig, ob vor Ausbruch des Zustandes schon Onanie getrieben wurde. Eine intensive seelische Behandlung von einflussreichen Verwandten oder Seelsorgern oder einem seelen- und menschenfreundlichen, psychiatrisch gebildeten Arzt, kann Erfolg bringen.[5]

O

Obstkern verschluckt

Ein Mann hatte nach Verschlucken eines Pfirsichkerns an
Schluckbeschwerden gelitten. Beim Untersuchen mit der
Schlundsonde stieß man 32 Zentimeter unterhalb der Zahn-
reihe auf einen harten Gegenstand. Man entschloss sich zur
Eröffnung des Magens, durch die aber der Kern nicht entfernt werden konnte. Erst durch eine weitere Sonde durch
den Mund, die mit einem Schwamm versehen war, konnte der
Kern mit herausgezogen werden. Der Verlauf der Kernopera-
tion war schwierig, da ein Eiterherd unterhalb des Zwerchfells
durch die Operation entstanden war.[7]

— ◆ —

Örtelkur

Sie besteht aus Steigbewegungen (Bergsteigen), Herzmassage
und Diät. Sie findet Anwendung bei Herz- und Nierenkrank-
heiten, Fettsucht, Wassersucht usw.[5]

— ◆ —

Ohnmachtsanwandlungen vorbeugen!

Das weibliche Geschlecht kann durch Blutüberfüllung oder Blutleere des Gehirns, sowie durch eine Gemütserschütterung in Ohnmacht fallen. Enge Kleidung führt ebenfalls zur Ohnmacht durch Zirkulationsstörungen, vor allem das Korsett ist sehr schädlich.

Behandlung: Kräftigung des Nervensystems sowie Stählung des Willens müssen Ohnmachtsanwandlungen vorbeugen.[5]

— ◆ —

Ohrschmalzpropf

Nicht gar so selten tritt beim Baden und Schwimmen oft ganz plötzlich Taubheit ein. Da sie sich manchmal von selbst verliert, wird sie zunächst nicht beachtet und zur Erklärung angenommen, dass Wasser in den Gehörgang eingedrungen ist. Manchmal verschwindet sie nicht und Schwindel, Erbrechen, Ohrensausen, Schmerzen und ein eingenommener Kopf kommen hinzu. Meistens ist der Störenfried nichts anderes als ein verhärteter Ohrschmalzpfropf. Taubheit durch Ohrpfropf kann auch durch stärkere Bewegung, Nießen oder Schnäuzen vorkommen. Durch Ausspritzung mit warmem Wasser oder Öl, kann der Pfropf entfernt werden, und mit einem Schlag stellt sich das Gehör wieder ein.[7]

— ◆ —

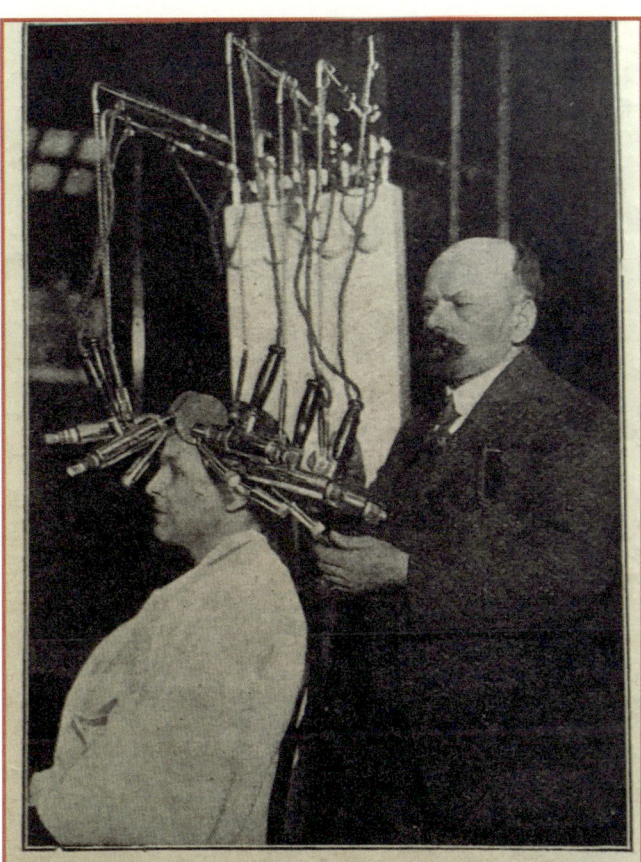

**Eine neue Errungenschaft auf dem Gebiete der Schönheits-
pflege der Frau.**

Die Technik hat einen Apparat erfunden, der der Frau zu einer
Lockenpracht verhilft, die nicht so schnell dahinschwindet, wie es
bei den ondulierten Wellen der Fall ist. Wie unser Bild zeigt,
werden die Haare in Röhren gewickelt, in denen das Wasser
durch Elektrizität verdampft.

Oh Schreck

Schreck während des Begattungsaktes oder starke nervöse Einflüsse nach demselben haben auf den Organismus des Weibes solchen Einfluss, dass dadurch bedeutende Abweichungen normaler Vorgänge stattfinden; z. B. Bauchschwangerschaft, Ablösung zweier Eizellen oder plötzliche Hemmung natürlicher Vorgänge (z. B. Ausbleiben der Menstruation, Blutungen, Krämpfe).[5]

— ◆ —

Onanisten werden blind

Auch das Gehirn, namentlich das kleine, wird von den Folgen der Onanie bedeutend affiziert. Dies zeigt sich bisweilen zuerst in den Funktionen der äußeren Sinne. Eine wirkliche Erblindung kommt allerdings zuweilen bei Onanisten vor, jedoch nicht so häufig, als man vielleicht glauben sollte, häufiger aber tritt sehr bald Kurzsichtigkeit ein, sodass der Onanist gezwungen ist, sich einer Brille zu bedienen, was arglose Eltern gar oft für eine Folge des vielen Studierens halten. Auch eine Lähmung der Bewegungsnerven des Auges und infolge dessen Schielen ist oftmals beobachtet worden.[9]

— ◆ —

Opium

Es gehört zu den Arzneigiften. Eine bekannte Opiumtinktur besteht aus einem Teil Opium und zehn Teile Alkohol und hat eine schmerzstillende, einschläfernde und stopfende Wirkung. Das beruhigende Doversche Pulver enthält gleichfalls Opium.

Bei Kindern führt mit der Gabe teilweise tiefer Schlaf langsam in den Tod über.[5]

— ◆ —

Orientalisches Nichtstun

Das orientalische Nichtstun wohlhabender Frauen kommt immer mehr als ein tadelnswerter Zustand zum allgemeinen Bewusstsein. Es gibt auch reiche Frauen, die sich mit Verständnis und Hingebung einer gemeinnützigen Tätigkeit widmen. Es gibt aber auch viele, die bei einem oder zwei Kindern und mehreren Dienstboten ihre Zeit mit Unterhaltung, Putz und Behaglichkeit sowie Pflege ihrer verwöhnten und wenig leistungsfähigen Person hinbringen. Sie sind auch diejenigen, welche die Sprechzimmer der Ärzte füllen. Sie fast ausnahmslos «nervös» oder «leidend», haben immer neue Wünsche und neue Zustände, sind selbst selten zufrieden und machen auch andere nicht zufrieden.[5]

P

Pelzmenschen

Eine Bauernregel besagt, dass man mit Schnupfen Behaftete nicht küssen soll. Es gibt aber auch zum Schnupfen disponierte Menschen, die durch Verweichlichung erst recht nicht küssen sollten. Oft genügt für solche Pelzmenschen schon ein Lüften des Hutes oder der Pelzmütze, um an einem Schnupfen zu erkranken.[11]

— ◆ —

Pferdekuren bringen einen um

«Viel hilft viel» ist ein grundfalsches, populäres Prinzip und läuft fast immer zum Schaden aus, wie es bei den sogenannten Pferdekuren der Fall ist. So wurde der Tod des Bildhauers Viktor Tilgner 1896 durch eine Extrem-Entfettungskur indiziert. Glatzen entstehen auch oft nur durch zu häufiges Behandeln mit Haarwässern oder Spiritus zur Haarbodenbehandlung. Dr. Sangrado malträtierte Patienten mit übermäßigem Schröpfen und heißen Wassergaben, bis sie starben. Wenn sie verstarben, behauptete der «Schlaue Doktor», dass sie sich nicht genug hätten schröpfen lassen und zu wenig heißes Wasser getrunken hätten.[3]

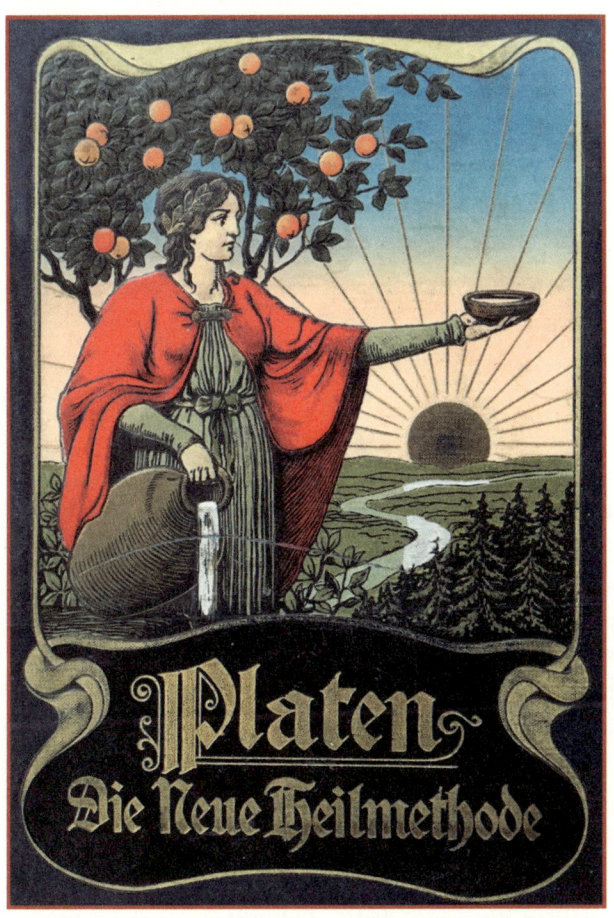

Platen
Die Neue Heilmethode

«Die Gesundheit ist ein abhandengekommenes Gut»,
klagte M. Platen bereits 1896 im Lehrbuch der naturgemäßen
Lebensweise. Sein Haus- und Familienschatz für Gesunde und
Kranke sollte dem auf tausend Seiten entgegenwirken.

Prinzessinnen-Wasser

Blassmachende Toilettenmittel sind «Toiletten-Essige», die bei längerem Gebrauch ein Schrumpfen der Haut zur Folge haben. Viele der Schönheitswässer enthalten jedoch auch Blei- oder Quecksilberverbindungen, die nicht nur der Haut schaden. Sie heißen z. B. «Jungfernmilch», «Prinzessinnenwasser» und «Schönheits-Rosen-Essenz» und sind nicht zu empfehlen.[5]

— ◆ —

Pubertätsmattigkeit

In der Pubertätsperiode wird das Mädchen schlaffer und träge, in Folge seines Körpergefühls mit allgemeiner Mattigkeit. Das sonst intellektuell begabte Mädchen, welches mit Leichtigkeit begriff und wissbegierig, fleißig im Lernen war, scheint nunmehr weniger befähigt; es tritt ein reizbarer, verdrießlicher Missmut über die sonst freie, fröhliche Seele.[8]

— ◆ —

Pulslos

Viele Kinder kommen scheintot oder asphyktisch auf die Welt, d. h. ohne zu atmen und ohne Pulsschlag. Scheintot heißt auch ohne Fäulnis geboren zu werden. Man sollte Belebungsversuche trotzdem nicht verabsäumen. Sehr zu tadeln ist, wenn Hebammen das Gesäß des Kindes mit der flachen Hand schlagen («klitschen» lautet der Kunstausdruck roher Gewalttätigkeit), bis es atmet und schreit.[9]

Rad fahrende Damen

Wenn in größeren deutschen Städten ganz schüchtern ab und zu einige Rad fahrende Damen sich sehen lassen, werden sie von einer Menge, die jeder Neuerung feindlich gegenübersteht, mit fanatischem Hass verfolgt. Pionierinnen des Damen-Radfahrens fühlen sich mit Recht als Märtyrerinnen. Trotzdem sagen sie oft: «Seit ich Rad fahre, bin ich eine andere geworden, besser, verträglicher, fröhlicher.»

Gegner des Frauensports werfen vor, dass die Frauen nicht dazu da sind, um Körperkraft zu pflegen, sondern um Generationen fortzupflanzen.[7]

— ♦ —

Ratschläge

Bei Hustenanfällen werfe man beide Arme senkrecht in die Höhe. Gegen Schluckauf stopfe man beide Zeigefinger fest in beide Ohren und nehme gleichzeitig zwei bis drei Schluck eines dargereichten Wassers.[7]

— ♦ —

Rechter Schlaf

Man schlafe nicht auf der linken Seite. Die Lage auf dem Rücken mit etwas erhöhter Kopf- und Schulterlage und mit lang ausgestreckten Beinen soll die beste sein. Wegen der besseren Blutverteilung führt waagerechte schneller als jede andere das Einschlafen herbei. Bei richtiger Rückenlage gehen alle vegetativen Verrichtungen, Atmung, Blutumlauf usw. während des Schlafens ungehindert vonstatten.[11]

— ◆ —

Reines Blut

Das Blut wird aus der verdauten Nahrung des Menschen gebildet, und beim korrekten Gange des physiologischen Getriebes im menschlichen Körper werden die verbrauchten Blutstoffe regelmäßig wieder ersetzt. Reine, von schädlichen Bestandteilen freie Nahrung ergibt reines Blut, und unreine Nahrung bildet unreines Blut.[11]

— ◆ —

Reinigungsvorgang

Die plötzliche Entleerung des Darmes tritt sowohl nach Gemütserschütterungen auf, wie nach hitzigen Krankheiten, oder auch nach gewissen Speisen und Getränken. Man soll ihn als Akt der Selbsthilfe des Körpers betrachten. Man störe den heilsamen Reinigungsvorgang nicht, denn als solcher ist er nur aufzufassen. Das Unbehagen, oder die heftigen Leibschmerzen werden bald beseitigt durch den Genuss von Schleimsuppen und warme, feuchte Leibaufschläge.[5]

Reisewarnung

Reisen wurde bequemer und gesünder. Gesetzliche Vorschriften und Maßregeln der Verwaltung verhindern eine Unreinlichkeit oder Überfüllung der Beförderungsmittel und sorgen für genügende Lüftung, Heizung und Beleuchtung. Selbst Schwerkranke können nach weit entfernten Orten überführt werden. Unfälle sind äußerst gering an Zahl, sie erscheinen nur erheblich, weil ihnen oft eine größere Anzahl von Menschen zum Opfer fällt.

Man befleißige sich auf Reisen strenger an einer mäßigen Lebensweise, vermeide Ausschweifungen jeder Art und schütze sich durch Kleidung gegen Temperaturwechsel.

Man hüte sich in der Eisenbahn vor lästigem Zugwind und lehne keinesfalls den Oberkörper aus dem Wagenfenster. Schon manchen Menschen hat diese Unvorsichtigkeit das Leben gekostet, denn die Tür des Wagenabteils öffnete sich plötzlich und manches Auge ist durch den Staub beim Hinauslehnen schwer geschädigt worden.[10]

— ◆ —

Reizmittel

Es ist ein Krebsschaden unserer Zeit, dass man Kindern Wein und Bier beim Tisch verabreicht. Ein gesunder Mensch braucht bei uns überhaupt keine solchen Reizmittel, und wird sie für Kinder verwendet, ist es geradezu frevelhaft.[7]

— ◆ —

Richtig Rad fahren

Man spricht heutzutage über schlechte Rückwirkungen des Radfahrens und seiner Schädlichkeit. Die heutige Menschheit ist vielfach so geschwächt und hat verborgene Mängel, führt auch eine verheerende Lebensweise (Alkohol, geschlechtliche Ausschweifungen, Überarbeitung), dass es kein Wunder ist, wenn Radfahren ein «Mehr» wird, das eine Person nicht mehr ertragen kann. Übertriebenes Fahren, zu rasch und anhaltend, das Herzkraft verbraucht, starke Muskelanstrengungen bedarf, die schon durch andere Einflüsse geschwächt sind, ist nicht schadlos zu bewältigen. Frauen sollten keine langen Röcke, Gürtel, aber geschlossene Pumphosen tragen. Sie müssen Wettfahren vermeiden, sollten nie bergauf fahren, niemals alkoholische Getränke bei Ausflügen zu sich nehmen, weil diese aufregend und herzschwächend wirken. Sie sollten langsam und im gleichmäßigen Tempo fahren, nie länger als zwei Stunden und ausgiebige Ruhepausen einlegen.[5]

— ◆ —

Rückfallgefahr

Lange Krankenbesuche sind sowohl für Kranke, wie für Genesende anstrengend und sorgen oft für Rückfälle. Manche machen es sich im Krankenzimmer recht bequem und erzählen dem Kranken allerlei Schauergeschichten vom Sterben. So atmet manchmal der Kranke auf, wenn die Tür von außen geschlossen wird. Dr. Schlegels Rat: Entferne alle Stühle aus dem Krankenzimmer und sage dem Besucher, wenn er einen Stuhl fordert, dass nur Stehbesuche erlaubt sind. Langes Stehen gefällt selbst den Geschwätzigsten nicht, und sie wenden bald den Rücken.[7]

— ◆ —

Rülpsen entreißt Gase

Kohlensäure ist ein Gas, das der tierische Organismus ausscheidet. Trinkt man es, so hat es eine erregende Wirkung und reißt andere Gase mit sich, wenn es durch Rülpsen entleert wird. Es kann aber auch Beklemmung, Kongestion, Magendruck verursachen und sollte nicht zu viel und zu rasch getrunken werden.[5]

S

Säfteverlust

Es ist Tatsache, dass es unendlich viele bleichsüchtige Mädchen gibt, die wegen ihres reichlichen Fleisch-, Bier- und Weinkonsums bleichsüchtig geworden sind. Manchmal ist auch an den Blut- und Säfteverlust ein Bandwurm schuld, was auch in bestsituierten Kreisen vorkommen kann. Zur Behandlung von bleichen Mädchen wird die Lichtbehandlung empfohlen, insbesondere Sonnenbäder.[7]

— • —

Säuferleber

Dr. Hoffmann dozierte 1904 bei Sektionsfällen von Säuferlebern bei Kindern im Alter von 1, 2, 3 und 11 Jahren. Die kleineren dieser Kinder hatten bei Tisch nach ihrem Belieben Wein trinken dürfen, eins z. B. bis zu einem viertel Liter tagtäglich. Das Kind von 11 Jahren hatte vier Jahre lang zweimal täglich einen Viertelliter Wein und außerdem Bier bekommen. So «stärkt» der Alkohol unsere Kinder. Ganz unzweifelhaft ist der Alkohol in jeder Gestalt, auch als leichtes Bier oder leichter Wein, ein Gift für das Kind. Es schädigt schon deshalb, weil ihm der Geschmack an der Milch verdorben wird und so seine Ernährung herunterbringt.[7]

— ◆ —

Salzfässer

Salzfässer werden die Gruben über dem Schlüsselbein genannt, die der Schmerz junger, magerer Balldamen sind. Findige Amerikaner sind darauf gekommen, durch Übung gewisser Brustmuskeln eine teilweise Füllung der Gruben zu erzielen. Man ziehe die Achseln in die Höhe, rollt sie nach hinten und vorne und führt diese Übung bis zur Ermüdung langsam 10 oder 20 Mal aus.[5]

— ◆ —

Samenentleerung

Was die Ausübung des Beischlafs in den zeugungsfähigen Jahren betrifft, so ist dieselbe, wenn sie in Schranken der Mäßigkeit und des wahren Bedürfnisses gehalten wird, für den gesunden Organismus gesundheitserhaltend. Natürlich soll der Koitus von Personen mit kräftigen Konstitutionen und lebhafterem Temperament, die nicht anstrengend arbeiten, öfter ausgeübt werden. Die Enthaltung vom Beischlafe, während der Jahre der Reife, zieht beim Manne manchmal unangenehme Folgen nach sich. Sie zeigen sich zuerst in unwillkürlichen Samenentleerungen und dann Impotenz, zu dem sich Schmerzen in Hoden und Samensträngen gesellen. Beim Weib werden Bleichsucht, Hysterie, Gemütsstörungen beobachtet.[6]

— ◆ —

Samentierchen

Man hat schon vielfach darüber gestritten, ob die sogenannten Samentierchen oder Samenfäden wirklich Tiere seien oder nicht. Nach den neuesten Untersuchungen über diesen Gegenstand hat sich ergeben, dass die Samenfäden jedenfalls nicht für Tiere, sondern für bewegungsfähige Zellengebilde zu halten sind. Es ist nämlich kein Organ, namentlich aber keine Darmhöhle zu erkennen und nachzuweisen, was unbedingt der Fall sein müsste, wenn ihr Organismus ein tierlicher wäre; es lässt sich in ihrer Bewegung keine Willkürlichkeit nachweisen, und die bloße Bewegung ist kein Zeichen für das Bestehen eines wirklich tierischen Organismus.[9]

— ◆ —

Sauglaschen

Mundfäule bei Säuglingen lässt sich verhüten bei gewissenhafter Säuberung des Saugstöpsels. Ein Mundstück vom Horn oder schwarzen Gummi ist den Sauglaschen mit langem Kautschukschlauch vorzuziehen. Mundstöpsel aus Tuch sollten auch nicht mit Zucker oder Mohn gefüllt werden. Das Verwenden von Opium ist bei Kindern nicht indiziert. Zuzeln sollten Säuglinge nicht den ganzen Tag, denn das stört die Zahnbildung und fördert Löcher in den Zähnen.

Sobald ein Zahn beginnt hohl zu werden, sollte man ihn ziehen lassen. Man verwende für die tägliche Zahnpflege das unschädlichste Zahnpulver aus Schlemmkreide, das durch Pfefferminzessenz erfrischend gemacht wird. Mundwasser kann auch aus Borax hergestellt werden.[1]

Schaukeln kleiner Kinder

Das Schaukeln kleiner Kinder ist schädlich. Kleinkinder werden dabei von heftigen Krämpfen überfallen. Oft führen Kindermädchen durch häufig drehende oder schaukelnde Bewegungen des Kindes die Krämpfe herbei. Man erlaube also das Schaukeln der Kinder nicht, da es der Gesundheit nicht zuträglich ist.[7]

— ◆ —

Schaumwein

Schaumwein steht in hohem Ansehen und ist von belebender Wirkung. Bei großer Schwäche, drohenden Ohnmachten und Übelkeiten ist er günstig. Übermäßig genossen kommt sein Alkoholgehalt mit Kohlensäure in unangenehmer Weise zur Geltung, indem er lähmend aufs Gehirn und verdauungsstörend wirkt.[5]

— ◆ —

Scheintod

Bei dem geringsten Verdacht auf Scheintod bekommt die Leiche an jeden Finger einen durch Schnüre mit elektrischen Klingelapparaten im Wärterzimmer verbundenen Fingerhut, sodass das leiseste Zeichen von Leben den Wärter herberuft.[6]

— ◆ —

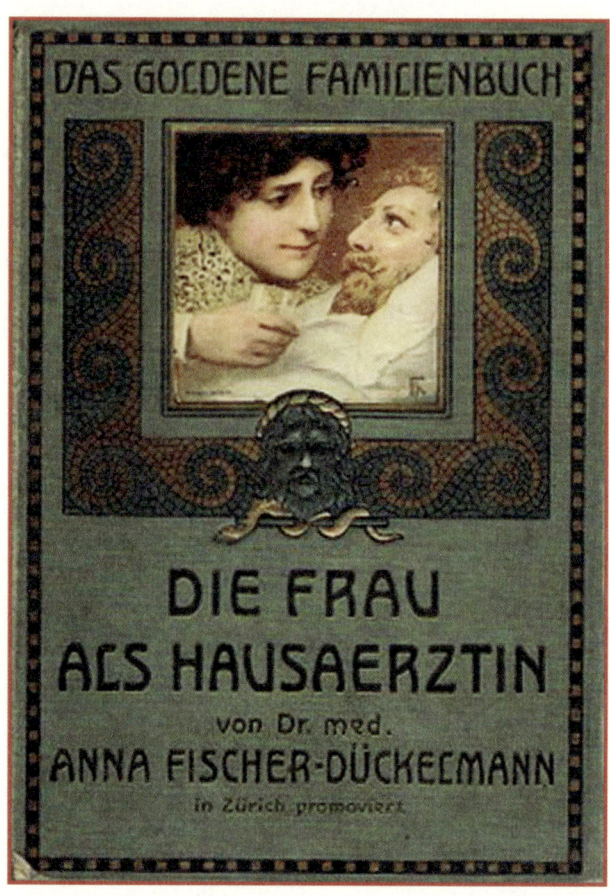

DAS GOLDENE FAMILIENBUCH

DIE FRAU
ALS HAUSAERZTIN
von Dr. med.
ANNA FISCHER-DÜCKELMANN
in Zürich promoviert

Erst mit vierzig Jahren konnte Anna Fischer-Dückelmann
promovieren. Sie schrieb den großen Medizin-Bestseller der
Kaiserzeit. «Auch in die Hausbibliothek S. M. des Deutschen
Kaisers, S. M. des Kaisers von Österreich und vieler anderer
Staatsoberhäupter wurde das Werk aufgenommen», heißt es
im Vorwort zur Million-Jubiläumsausgabe von 1913.
Der folgende Rat wurde daraus entnommen.

Schlag nur auf Hand und Po

Bei Kindern ist man oft freigiebig mit Ohrfeigen, die nicht harmlos sind. Nicht nur der Schlag ins Gesicht ist beschämender als auf ein anderes Körperteil. Bei schlechter Beschaffenheit der Aderhäute wird eine Ohrfeige sogar gefährlich. Man trachte, sie bei Kindern durch Schläge auf die Hände oder das Gesäß zu ersetzen.[5]

— ♦ —

Schlagfluss

Menschen mit gerötetem Gesicht, kurzem Hals, Blutwallungen müssen sich vor üppigen Mahlzeiten, vor Alkohol und vor Überanstrengung oder heftigen Aufregungen hüten, denn diese können leicht im reiferen Alter einem Schlagfluss erliegen.[5]

— ♦ —

Schlechte Luft

Ein Abtritt oder Abort ist eine Räumlichkeit zur Ablagerung menschlicher Exkremente. Er besteht in der Hauptsache aus offenen Senkgruben, die mit üblen Dünsten und Miasmen erfüllt werden. Das beste Desinfektionsmittel für solche Räume ist Torfmull, der nach jeder Ausleerung voll aufgestreut wird, sodass sich Gase erst gar nicht bilden können. Bis heute werden Aborte meistens im Treppenhaus auf dem Treppenabsatz (Podest) angelegt, sodass das Treppenhaus mit üblen Dünsten oder Gasen erfüllt wird. Gegen die Öffnung von Treppenfenstern zur Belüftung sind fast immer die Bewohner, da Zug entsteht und sie im Allgemeinen luftscheu sind.[3]

Schleierhaft

Schleier halten den Atem zurück, ebenso die Wärme; im Winter fängt sich im zarten Gewebe des Schleiers der ausgeatmete Wasserdunst ein, welcher meist gefriert und dann Lippen und Wangen in unangenehmer Weise anliegt. Dies kann zu Rötungen des Gesichts führen und rote Nasenspitzen verursachen. Im heißen Sommer wie im kalten Winter ist ein Schleier unangenehm und unsinnig. Schwarzer oder gemusterter Tüll ist für schwache Augen besonders schädlich.[5]

— ♦ —

Schleppe

Die übergroße Länge der Frauenkleider (mit oder ohne «Schleppe») erschwert das Gehen, gibt zu übermäßiger Beschmutzung des unteren Teiles der Kleider, zu Aufwirbelung von Staub und zu unästhetischer Haltung beim Bestreben, die Kleider hoch zu halten, Anlass. Auch auf diesem Gebiet haben die Vertreter der Gesundheitspflege im Kampf gegen die Mode noch nicht gesiegt.[6]

— ♦ —

Schluchzen

Schluchzen kommt von einer Vagusreizung und wird behandelt mit offenem Fenster, frischem Wasser, sowie eine energische, geistige Ablenkung, z. B. kleiner Schreck, kalter Guss. Außerdem sollte man auf das Essen achten und den Magen schonen.[5]

Schnupftabak ist unrein

Schnupftabak enthält bis zu 2 Prozent Nikotin und vielfach Bleistaub von der Verpackung, sowie schädliche Farbstoffe. Oft wird Tabak bei der Gärung Essigsäure zugesetzt, kann zerstoßenes Glas, Spießglanz und andere stark reizende Stoffe enthalten. Schnupftabak kann zwar nicht ins Gehirn gelangen, wie man häufig befürchtet, man sollte aber deshalb nicht die schönste, silberne Prachtdose zur Aufbewahrung desselben zum Fenster hinauswerfen. Das Schlimmste beim Schnupfen ist nämlich die Unreinheit, die damit einhergeht. Wenn ein dreckiges Schnupftuch aus den Tiefen der Taschen zum Vorschein kommt, welch ein Anblick bietet sich da, und dem, der die Augen abwendet, bleibt der Geruch nicht erspart. Die Ausrede des Schnupfers, er wolle ein Augenleiden ableiten, kann man vergessen, genauso die Aussage, das Ringen von Ohren dadurch zu vermeiden.[7]

— ◆ —

Schreibkampf

In unserer heutigen schreibsüchtigen und schreibpflichtigen Zeit ist der Schreibkrampf ein wichtiges Übel. Der Krampf befällt nur spezielle Muskelgruppen, wie auch bei anderen Beschäftigungsarten spezielle Muskelgruppen betroffen sind, u. a. beim Klavier-, Orgel-, Cell-, Violin-, Flöten-, Harfen- und Zitherspielen. Auch Telegraphisten, Strickerinnen, Näherinnen, Weber, Schneider usw. leiden vielfach am Fingerkrampf. Dieser Krampf ist immer eine Begleiterscheinung bestehender Nervosität oder einer Kongestion durch stockenden Fluss.

Die Behandlung erfordert zunächst das Aussetzen der Hantierung. In leichteren Fällen helfen Ruhepausen und eine Stärkungskur, wie eine sorgfältige elektrische Kur.[11]

— ◆ —

Schulkopfschmerzen

Zur allgemeinen Körperschwäche kommt bei Kindern mit Kopfweh oft das ungenügende Kauen von Speisen, der Genuss geistiger Getränke, sowie das Naschen von Süßigkeiten in Betracht. Schulkopfschmerz kommt vor durch schlecht gelüftete, dunkle Schulräume, ungeeignete Bänke, geistige Überanstrengung, unzweckmäßige Heizung, schlechte Beleuchtung, durch mangelhafte Abwechslung der Unterrichtsgegenstände und einseitige Überbürdung des Geistes. Im Schulwesen anhaftendes Übel trifft den minder widerstandsfähigen weiblichen Kopf härter und zeigt sich durch wechselnde Gesichtsfarbe, Schwindel, Unruhe, Herzklopfen, Frostgefühl, Nasenbluten und dergleichen.[7]

— ◆ —

Schutzgöttinnen des Weibes

Nichts ist für den edlen Mann und das ehrbare Weib widerwärtiger als ein sinnliches Mädchen; es verliert in gleichem Grad an sittlichem Unmut von dem sittlichen Mann, als es an hinfälligen Reizen für den Lüstling gewinnt. Darin liegt das offene und doch so oft verschleiert gebliebene Geheimnis der jungfräulichen Sicherheit in der Freiheit: Selbstbeschützung der eigenen Würde unter der Hut des Schicklichkeitsgefühls und der Schamhaftigkeit, den beiden Schutzgöttinnen des Weibes für das ganze Leben![8]

Schwächung des Samens

Nichts trägt zur Schwächung des Samens mehr bei als die Onanie. Außer der fehlerhaften Beschaffenheit des Samens wirken aber gleichzeitig noch andere, schwerwiegende Momente bei der Befruchtung ein. Das Glied des Onanisten nimmt an der Schwäche teil und kann bei der Zeugung seinen Zweck nur unvollständig erfüllen. Entweder kommt es nicht zum nötigen Grad von Erektion, dringt deshalb nicht tief genug ein, lässt den Samen mit zu wenig Energie austreten, leitet denselben nicht an den gehörigen Punkt und erzeugt beim Weibe nicht denjenigen Grad wollüstiger Erregung, welcher notwendig ist, um Befriedigung und Empfängnis herbeizuführen. Erfolgt durch den Onanisten unter diesen Umständen trotzdem eine Empfängnis, so kann das Resultat eine Fehlgeburt oder im besten Falle ein schwächliches oder elendes Kind sein, dessen Geburt der Mutter Schwierigkeiten bereitet und in den meisten Fällen an Lebenskraft und gehöriger Ausbildung nur kurze Zeit am Leben bleiben kann. Eine bedeutende Anzahl von Früh- und Fehlgeburten geht auf die Rechnung verübter Onanie zurück, mag die Schuld den Mann oder die Frau oder beide gleichzeitig treffen.[9]

— ◆ —

Schwärmerei

Eine andere geistig-krankhafte Erscheinung bei Jungfrauen ist die mystische Melancholie oder Schwärmerei, besonders auch bei sanguinischen Italienerinnen. Die Mutter sagt dann: Meine Tochter isst nicht, trinkt nicht, schläft nicht – sie hat die Liebe. Eine weitere krankhafte Tendenz der Seele ist auch eine unersättliche Lust nach Leiden und Ungemach, eine Freude am Schmerz, «the joy of grief». Mädchen bekommen Lust an Kasteiungen aller Art; sie hungern standhaft, lassen sich einkerkern, verschlucken Nadeln, Instrumente und ähnliche Gegenstände. Sie bekommen Krankheiten, z. B. Epilepsie, Veitstanz, Starrsucht, Ohnmachten, Lungenentzündungen etc.[9]

— ◆ —

Schwarzer Schrein

Ein Arzt muss dem Kranken die Hoffnung aufrechterhalten, die er selbst nicht mehr hegt. Und wenn seine Mühe, seine Sorge vergeblich, wenn aus dem Kranken, an den er alles gewendet, was die Wissenschaft vorschreibt, ein stiller Mann geworden ist, und er tritt dann ins Zimmer zum letzten Male, wenn man vielleicht gerade darangeht, den schwarzen Schrein zu schließen, da trifft den Arzt manch verstohlener, vorwurfsvolle Blick, dass er beschämt hinaus schleicht, als wäre er ein Gerichteter! Und doch hat er sein Bestes gegeben, sein Möglichstes getan; Nächte hat er geopfert des Kranken halber, und sein ganzes Sinnen und Trachten galt dessen Genesung. Dankbarkeit ist ihm niemand schuldig und niemand bringt sie ihm entgegen. Der Arzt wird ja bezahlt für seine Dienste![7]

— ◆ —

Schweinfurter Grün

Durch grüne Farbstoffe (Schweinfurter Grün) entstehen die häufigsten Vergiftungen, Tapeten, Blumen, Bekleidungsstoffe enthalten ihn. Auch Rattengift enthält Arsenik und führt zu Leibschmerzen und choleraartigen Stühlen. Führt man Arsenik in winzigen Dosen ein, bei jugendlichen kräftigen Körpern, kann man damit sogar alt werden. In der Steiermark gibt es solche Arsenikesser, die sich ihrer größeren Muskelkraft und ihres blühenden Aussehens rühmen. Freilich geht mancher Arsenikesser auch elend daran zugrunde. Arsenik ist auch in Schönheitsmitteln enthalten, welche man dem weiblichen Geschlecht anpreist, um die ersehnte Körperfülle zu erreichen. Man hüte sich davor![5]

— ◆ —

Schwerhörigkeit

Wenn das Hören zunehmend schlechter wird, kann dies von einem trockenen, chronischen Mittelohrkatarrh kommen, der nicht geheilt werden kann. Dazu kommt auch manchmal noch ein ständiges Pfeifen, das den letzten Nerv rauben kann.

Hilfsmöglichkeit: Viel Aufenthalt in frischer Luft, reizlose Nahrung, regelmäßige Verdauung, Einschränkung von Alkohol und Nikotin, keine kalten Bäder, Abhärtung, keine kalten Füße, Vermeidung von Blutandrang zum Kopf, keine engen Halskragen. Örtliche Behandlung mittels Lufteinblasung durch den Arzt.

Vorsicht bei Werbung von Gehöröl, Hörtrommel, Gehörpatronen, Gehörbatterie. Diese Mittel sind wirkungslos und teuer!

Gut ist der Gebrauch des Hörhelfers aus Celluloid der Firma Dürst in Rudolfstadt (Preis 7,50 Mark). Von den Hörrohren ist der beste der Hörschlauch mit Olive fürs Ohr und Schalltrichter.[20]

— ◆ —

Seelencharakter von Weib und Mann

Dem Seelencharakter der verschiedenen Geschlechter entsprechend ist auch die Beziehung und Stellung derselben zum äußeren Leben. Mann und Weib bilden zusammen ein ganzes Geschlechtswesen, aber in einem moralischen Staate wird diese Erfüllung der Geschlechtseinheit nur durch die Ehe und das daraus hervorgehende Familienleben erreichbar. Das Weib soll die Helferin und Trösterin des Mannes in allen Lebensverhältnissen sein, sowie für den Wohlstand und die Ordnung des Familienlebens Sorge tragen. Das Weib repräsentiert das Haupt des inneren Lebens der Familie, denn die ganze weibliche Natur eignet sich nicht für das Wirken in der äußeren Welt des Staates, wie es dem Manne obliegt.

Das weibliche Individuum weicht in geistiger Beziehung wesentlich von dem männlichen ab. Die Jungfrau gedeiht nicht zu der Seelengröße wie der Jüngling, sondern nimmt häufig eine eigentümliche Richtung an, die dann in die seltsamsten und wunderlichsten Geisteskrankheiten übergehen kann.

In der Äußerung des Seelenlebens gibt sich der geschlechtliche Charakter zu erkennen. Das Weib ist mehr Gemüt, der Mann mehr Verstand. Schon geringe Reize vermögen des Weibes Nervensystem zu erregen und den Eindruck des Nervenlebens in der Seele abzuspiegeln, während der Mann wenig oder gar nicht davon erregt wird. Diejenigen Eindrücke aber, welche das Seelenleben des Mannes einmal erhält, sind bei ihm auch nachhaltiger, gehen viel tiefer in das innere Leben ein und sind sowohl für die physische als psychische Seite seines Daseins von größerem Einfluss. Alle Eindrücke sind beim Weibe überhaupt mehr oberflächlich und vorübergehend.[9]

Seilspringen erschüttert Mädchenhirne

Seilspringen ist ein Mädchenspiel, das unbedingt verboten werden sollte, da es sehr leicht eine Gehirnerschütterung herbeiführen kann. Eltern und Lehrer sollten den Brauch verbieten, ja die Sache ist wichtig genug, dass ein polizeiliches Verbot am Platze wäre.[3]

— • —

Selbstbefleckung

Merkmale der Selbstbefleckung sind: vermehrte Esslust, oftmals sogar Heißhunger bei fortschreitender oder sich wenigstens gleichbleibender Abmagerung der Körpers, Hang zum Schlafe und zur Einsamkeit, Heiterkeit, Kurzatmigkeit, angeschwollene Augenlider, matte, eingefallene und rote Augen mit bläulichen oder schwärzlichen Ringen, Beängstigung, Abnahme der äußeren Sinne, Vergesslichkeit und vieles mehr. Vorzüglich kennzeichnet sich die Onanie beim männlichen Geschlecht durch eine auffallende Schüchternheit im Umgange mit anderen Personen, namentlich mit dem weiblichen Geschlechte aus.[9]

— • —

Selbstverjüngung

Dagegen ist es aber ein wichtiger und wohl zu beherzigender Umstand, dass eine alternde Jungfrau, die nicht bereits aus der Zeit ihres Frühlings das körperliche Siechtum in das fortgeschrittene Alter der Lebendigkeit mitgebracht hat, von der Seele aus sich auch körperlich gesund halte, da gerade im

Weibe das Seelenleben eine große Gewalt auch über das eigene Gemeingefühl und die Elastizität des Körpers hat und die Erfahrung tausendfältig zeigt, wie eine heitere, nicht alternde Geistes- und Gemütsstimmung auch immer das Weib in verjüngender Körperbeschaffenheit erhält.[8]

— ❖ —

Selbstverzehrung

Alles was den Puls, den Pendelschlag des Lebens, beschleunigt, kürzt die Dauer des Daseins und erweckt organische und seelische Triebe, die zur Selbstverzehrung des Lebens führen. So antizipiert der Knabe den Jüngling, dieser den Mann; es kann das Mädchen die Zeit nicht abwarten und strebt mit Ungeduld dem verfrühten Frauenstande entgegen. Dies ruft geschlechtliche Frühreife mit deren Seelentrieben und Stimmungen hervor. Schnellleben ist immer Genussleben mit gesteigerter Selbstverzehrung und somit Abkürzung der Blüte- und Lebensdauer.[8]

— ❖ —

Sommersprossen verschleiern

Sommersprossen sind kleine, rundliche Flecken. Sie rufen keine unangenehmen Empfindungen hervor, sind aber das alltägliche Objekt weiblichen Grolls und Ärgernisses. Im Sommer treten sie deutlicher hervor. Was die Behandlung anbelangt, so steht behufs Beseitigung derselben die natürliche Heilweise vor einem *non possumus*. Im Sommer trage man einen roten Schleier, da die rote Farbe einen Schutz gegen die Blutfarbablagerungen bietet, welche unter dem Einfluss des hellen Sonnenlichts gern erfolgen.[11]

Starke Gerüche

Das weibliche Geschlecht liebt starke Gerüche, erregbare, hysterische Frauen sogar im Übermaß. Gesunde Menschen haben angenehme Gerüche, wenn sie nicht nach Tabak, Alkohol oder Fleisch riechen. Achselschweiß nervöser Menschen ändert häufig seinen Geruch, ebenso der Genitalgeruch. Manche Menschen stinken nach Fisch oder Alkohol, oder ein Hauch aus dem Mund verrät alle Sünden. Am wichtigsten ist sich selber gut riechen zu können!

Um den Geruchsnerv zu kräftigen, sollte man täglich zwei Nasenbäder von 22 Grad für fünf Minuten nehmen und das Wasser hochziehen. Danach muss die Nase täglich einige Minuten massiert werden, um alle Gerüche besser wahrnehmen zu können. Besonders die natürlichen![5]

— ◆ —

Stockungen des Umlaufs

Körperliche Bewegung ist vorzüglich, löst Stockungen und Hemmungen des Umlaufs vortrefflich auf, sodass man selbst harte Drüsenknoten bloß dadurch zerteilt hat. Auch muss man es zugleich als eine animalische Elektrisation betrachten. Man frottiere also täglich den ganzen Körper wenigstens zweimal mit Flanell, trockenem Badeschwamm oder Fleischbürste. Der Flanell kann vorher mit balsamischen Dämpfen durchgeräuchert werden, welches ganz ausnehmend stärkt. Besonders ist es für Schwache und Kinder zu empfehlen, wo es die Bewegung ersetzt.[12]

— ◆ —

Störenfried Schnarcher

Schnarchen ist eine böse Sache! Sie macht den arglosen Schläfer zum gefürchteten Störenfried und raubt dem Nachbarn die so nötige Nachtruhe. Oft entsteht Schnarchen im Alkoholrausch. Besserung kann die Befestigung des Unterkiefers durch eine schmale Binde bringen. Auch die Übung des Willens kann günstig einwirken.[5]

— ♦ —

Sündige Blicke

Blicke, Berührungen, Umarmungen, Küsse, Gespräche, Lieder, Lesungen sind sündhaft wegen der Absicht, die jemand hat, besonders aber auch wegen ihres Einflusses auf Erregung der geschlechtlichen Lust. Blicke aus Neugier oder Leichtsinn sind lässige Sünden. Unkeusche Worte und Lieder sind schwere Sünden.[17]

T

Tätowierungen entfernen

Wollte man die Tätowierung entfernen, müsste man die darüber liegende Oberhaut ebenfalls fortnehmen, d. h. man müsste
das ganze Stück Haut, unter dem die Tätowierung liegt, aus-
schneiden. Wenn auf die Entfernungen großer Tätowierungen
bestanden wird, müsste man das verlorene Stück Haut durch
ein vom Unterarm hergeholtes zu ersetzen versuchen.[1]

— ◆ —

Tanzen

Dies strengt vor allem Herz, Lunge und Haut an, ohne vorher
durch alkoholische Getränke den Körper erhitzt zu haben. Die
häufigsten Erkrankungen kommen nach Bällen![5]

— ◆ —

Taschen-Apotheke

Zur ersten Hilfe mit allem Nötigen bei kleinen Verletzungen,
namentlich auf Reisen, wo kein Platz vorhanden ist. Ein kleines
Blechschächtelchen übermalt man mit weißer Emaillefarbe

und fügt nach gründlichem Trocknen das «rote Kreuz auf weißem Grund» in Ölfarbe hinzu. Leider trocknet Emaillefarbe schwer, so muss man lange warten, bis sie ganz trocken ist. In ein Apothekerfläschchen füllt man Salmiakgeist, in ein anderes Hoffmanns-Tropfen. Man füge noch hinzu 1 Stück Zucker, etwas Verbandstoff und Watte, nebst Sicherheitsnadeln, englisches Heftpflaster und ein Stückchen Pappe, auf das ein langer schwarzer und ein weißer Faden gewickelt ist. Eine Nähnadel und einige Stecknadeln dürfen bei einer Frau von Welt nicht fehlen.[1]

— ◆ —

Taschentuch

Es hat lange Jahrhunderte gedauert, bis sich der Gebrauch des Taschentuches allgemein eingebürgert hat. Jetzt gibt es kaum noch Menschen, die die Wohltaten des Taschentuches nicht kennen, als Analphabeten, d. h. diejenigen, welche nicht schreiben und lesen gelernt haben. Das Taschentuch ist für die Nase bestimmt, nicht aber für den Mund. Das will sagen, man soll den Auswurf nicht in das Taschentuch hineinspeien, sondern in einen (mit Wasser gefüllten) Spucknapf, oder, wenn man reichlich auswirft, in eine kleine gleichfalls mit Wasser gefüllte, in jeder Apotheke für billiges Geld käufliche «Speiflasche», die man bequem in der Tasche tragen kann. Hygienisch wünschenswert wäre es, wenn jedes Taschentuch nach der Benutzung vernichtet werden könnte. Dazu müsste es freilich nicht aus Leinen, Baumwolle oder Seide, sondern aus Papier hergestellt sein, wie es in Japan Sitte ist.[1]

— ◆ —

Teekunde

Die Chinesen lieben es, Tee zu exportieren, dem Farbstoffe beigesetzt oder darin andere schädliche Dinge enthalten sind. Tees mit zartem, weißlichem Haarfilz werden gerne mit Gips, Kreide und dgl. bestäubt. Der Kaufende sollte auf der Hut sein und den Tee prüfen, ehe er ihn kauft, durch Anfeuchten und Abreiben mit weißem Papier.[1]

— ◆ —

Thure-Brandt-Massage

Dr. Ziegenspeck behauptet: Ich glaube den Dank mancher Weiber geerntet zu haben dafür, dass ich eine Untersuchung nach Thure-Brandt's bei ihnen vorgenommen habe. Dazu ist anzumerken:

1. die Kleider der Kranken müssen nicht abgelegt oder auch nicht zurückgeschlagen, sondern in der Taille nur geöffnet werden. Auch das Korsett wird nur aufgehakt, sodass kein Band, kein Haken mehr schnürt; das Hemd wird dann so weit hinaufgezogen, dass die Hand darunter auf den Leib gelegt werden kann. Dieser selbst wird nicht entblößt; 2) dass der in die Vagina einzuführende Finger unter dem Knie der entsprechenden Seite hindurch auch unter den Kleidern der Vagina genähert wird, die Knie dabei nicht gespreizt werden; 3) dass nur ein Finger unter allen Umständen eingeführt wird und zwar der Zeigefinger, ausgenommen bei der Ventro-vaginal-rectalen-Palpation, wo der Zeigefinger in das Rectum, der Daumen in die Vagina kommt, 4) dass die auf den Bauchdecken entgegentastende Hand nicht gleichmäßig aufdrückt, sondern unter sanft massierenden Zirkelbewegungen tiefer und tiefer

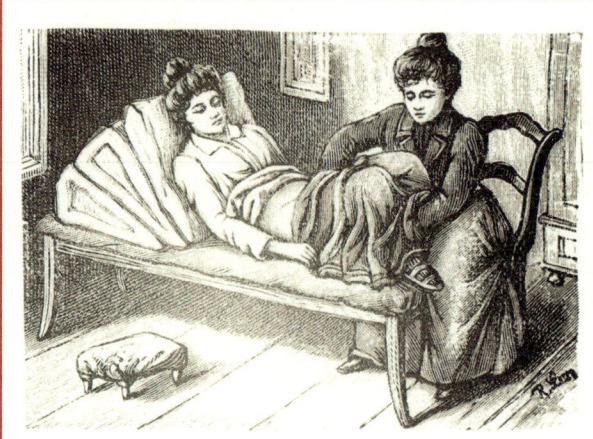

Fig. 443. Stellung zur Unterſuchung und **Maſſage**.
Nach Thure-Brandt.

eindringt; 5) dass der Untersuchende am unteren Ende des Lagers auf einem Stuhle sitzt und die Ecken dieses Lagers zwischen seine gespreizten Knie nimmt; 6) dass ausschließlich ein niedriges Lager in Form einer Bank, eines Sofas, oder das sogenannte Plint benutzt wird, kein Untersuchungsstuhl oder Untersuchungstisch, und 7) dass die nicht eingeführten Finger nicht in die Hohlhand eingeschlagen werden (Untersuchung mit geschlossener Hand) sondern schlaff ausgestreckt in der Kerbe zwischen den Nates liegen (Untersuchung mit offener Hand).[1]

— ◆ —

Todesgefahren

Menschen können nicht nur durch Gewalttaten sterben, in denen eines Menschen Leben durch die Hand eines anderen endet. Es gibt Zufälle, von der Erde abberufen zu werden, so z. B. ein Ziegelstein, der sich vom Dach löst, ein Blumentopf, der vom Balkon fällt, ein durchgehendes Pferd, ein defekt werdendes Gasrohr, ein unvorsichtiger Schritt im Straßengewühl der Großstadt, Hängenbleiben eines Reiters im Steigbügel, Verwechslung giftiger Pilze mit genießbaren, ein Bissen trichinöses Schweinefleisch, ein Stückchen Wurst oder Fleisch, in dem sich durch Bakterien furchtbares Gift entwickelt hat und hunderterlei andere Gefahren, die uns in der Vollkraft des Lebens täglich bedrohen. Auch schnell und heftig verlaufende Krankheiten, z. B. eine Lungenentzündung nach großer Anstrengung nach einer Bergpartie, durch Stubenhocker, die sich im Zimmer am sichersten glauben, aber die natürliche Widerstandskraft eingebüßt haben.[1]

— ◆ —

Tödlicher Tabak

Der Tabak ist ein tödliches Gift. Er enthält eine besondere Ölart, welche keiner anderen Pflanze eigen ist und eine gleiche Wirkung wie Blausäure zeigt. Ein paar Tropfen von derselben würden eine Katze in einigen Sekunden töten und fünfmal so viel ist eine tödliche Dosis für einen starken Mann.[7]

— ◆ —

Totes Gewebe

Ansteckende Krankheiten kommen von Disposition. Wahrscheinlich ist, dass «viel totes Gewebe» im Körper des Angesteckten vorhanden sein muss, oder er einen trägen Stoffwechsel hat, der das Eindringen «giftiger Fremdkörper» nicht zu verhindern mag. Manche Menschen haben jedoch zahllose schlechte Gewohnheiten, und es muss nur ein alles aufrührender Sturmwind darunter fahren. Wo Anstand und Reinlichkeit herrscht, gibt es keine Angriffsfläche! So wie der Sturmwind manchen Baumstamm knickt, so wird auch mancher Angesteckte durch die Krankheit vernichtet.[5]

— ◆ —

Tränen reinigen

Ganze Bücher schreibt man über die Wichtigkeit der Tränen im ehelichen Leben, im Armenviertel, hinter den Kulissen der politischen Bühne und im stillen Kämmerlein eines bitter bereuenden Menschen. Tränen sind eine Selbstreinigung der befleckten Seele. Tränen sind aber auch Schicksal von fortgeschwemmten Bakterien, die ein Auge angreifen können. Das Auge verfährt dabei wie eine Stadt, die an einem Fluss gelegen, diesem die Abfallwässer von Wohnungen und Fabriken beimengt und nicht weiter Rücksicht darauf nimmt, ob der abwärts gelegene Nachbarort anstatt des reinen Flusswassers ihren Schmutz empfängt.[7]

— ◆ —

Traubenkur

Sie steht im alten Ansehen, die sich bei Fettleibigkeit, Darmleiden, Hämorrhoiden, Leber- und Gichtleiden bewährt hat. Man genießt vier bis acht Pfund Trauben täglich, muss aber Kerne und Häute vorher sorgfältig entfernen. Genügend Bewegung ist bei der Kur ein Muss.[5]

— ◆ —

Traumbilder

Träumen unter der Ausschaltung des Bewusstseins schöpft aus Erinnerung ohne Mittätigkeit der kritischen Vernunft, weshalb die Traumbilder oft so verworren und unlogisch sind. Behandlung bei starken Träumen: Leichtes Abendbrot, bei kalten Füßen nasse Frottierungen, kalter Leibaufschlag, kein Lesen vor dem Schlafengehen oder lebhafte Unterhaltung, ausgiebige Muskelermüdung durch körperliche Anstrengung am Tage in guter Luft.[5]

— ◆ —

Trinker

Grausig ist die Macht des Alkohols. Es zehrt das Geld aus dem Beutel und die Anständigkeit aus dem Herzen. Wer einmal Gewohnheitstrinker geworden, der fühlt ein Brennen in der Kehle, eine immer wache Begierde, die nur für kurze Zeit gestillt wird, wenn der Säufer besinnungslos auf dem Straßenpflaster liegt. Nur einer eisernen Energie mag es manchmal gelingen, sich aus den Netzen des Alkohols zu befreien.[1]

U

Übergewicht

Fettsucht spielt bei Frauen der vierziger und fünfziger Jahre eine große Rolle. Sie behindert und plagt. Behandlung: Vibrationsmassage des Bauches, Benutzung des Junogürtels oder Garmschen Gürtels, Bergsteigen oder wenigstens jeden Tag zweistündiger Ausgang. Wälzen: Auf sauberem Teppich zehnmal hintereinander. Die ganze Schwere des Körpers muss auf die Bauchdecke einwirken und der Übergang in der Seitenlage muss mit gewisser Schnelligkeit ausgeführt werden. Bei Fettsucht sind Schwerfälligkeit, Trägheit, schlechte Verdauung, Kurzatmigkeit die gewöhnlichsten Symptome. Leider gibt es Fälle, wo das angesammelte Fett nicht weicht und wankt. Erhaltung der Kräfte ist dabei erste Bedingung, welche bei Lebensfähigkeit noch vorhanden ist.[5]

— ◆ —

Überreizung

Von «Überreizung» ist stets dann zu reden, wenn man Organe fühlt, denen man sich nicht bewusst sein soll, wenn Empfindungen hineinspielen, sodass man schließlich unter ihrer Herrschaft steht. Man befreie sich unter Aufbietung aller Kräfte von diesem Zustand![5]

— ♦ —

Unfähigkeit des weiblichen Geistes

Dass die Wissenschaften im engeren Sinne von den Weibern keine Bereicherung erfahren haben, noch erwarten können, ist demnach begreiflich. Die wenigen weiblichen Gelehrten, deren Namen die Geschichte der letzten zwei Jahrtausende enthält, waren gute Schüler, nichts weiter. Das gilt freilich von den meisten männlichen Gelehrten auch, aber jene sind die Gipfel, diese bilden die untere Schicht, aus der sich erst die wahren Größen der Wissenschaft erheben. Auch im gewöhnlichen Leben tritt die Unfähigkeit des weiblichen Geistes zur Kombination, das Fehlen selbständigen Denkens einem täglich überraschend entgegen und bildet oft einen schroffen Gegensatz gegen die Leichtigkeit der Aneignung. Dazu kommt der Mangel an Sachlichkeit, der Wünsche zu Gründen und Abneigungen zu Beweisen macht.[16]

— ♦ —

Unfruchtbarkeit

Eine der gewöhnlichsten Ursachen der Unfruchtbarkeit ist der Widerwille, die Gleichgültigkeit oder Unverträglichkeit zwischen Ehegatten. Ehen zwischen altem Mann und sehr junger Frau, oder zwischen sehr kaltem Mann und sehr feurigem Weib, oder gezwungene Ehen zur Vereinigung mit unharmonischem Umgehen, bringen selten Kinder hervor, und wenn, dann oft kranke Kinder.[9]

Ungewohnter Geschlechtsgenuss

Gegen moderne, ausgedehnte Hochzeitsreisen ist Bedenken zu erheben, weil sie durch den ungewohnten Geschlechtsgenuss ohnedies gereizte Genitalorgane der Schädlichkeit langer Eisenbahnfahrten, ermüdender Fußtouren und anderer körperlicher Überanstrengung aussetzen. Danach kommt es oft zu schmerzhaften und langwierigen Gebärmutterentzündungen, zu Fehlgeburten, ja selbst zur dauernden Unfruchtbarkeit.[6]

— ◆ —

Unkenntnisse

Eine junge Frau hat in der Regel ebenso wenig Ahnung von der Kinderpflege wie von der Bedeutung des Geschlechtsverkehrs. Sie ist der Bevormundung der sie umgebenden Personen aus diesem Grunde fast immer preisgegeben und kann deshalb nur alles «falsch machen».[3]

— ◆ —

Unkeusche Ehen

Eine traurige Wahrheit ist, dass es oft unkeusche Ehen gibt, die in der Frivolität abstoßend wirken. Die Ehe hat nicht den Zweck tierischen Trieben zu dienen, sondern die Seelen zweier Menschen zu edler und nutzbringender Arbeit zu vereinigen. Eheleute sollten sich im Guten und Wahren vereinigen und so der gemeinen, erotischen Ehe den «Bund der Seelen» gegenüberstellen.[5]

— ◆ —

Unsinnige Sprichwörter

«Böses muss mit Bösem vertrieben werden» oder «Viel hilft viel» lautet der ermunternde Zuspruch, wenn man einem widerstrebenden Kranken eine große Flasche einer widerlich schmeckenden Arznei aufschwatzen will. Diese Sprichwörter sind töricht, da viel von der ekelhaften Medizin nicht die böse Krankheit vertreibt, sondern nur Silberlinge in die Tasche des Barbiers oder Quacksalbers bringen soll. Unsere Denkweise ist eine verkehrte.[7]

— ◆ —

Unterschlagung

Dies ist ein hässliches Wort und wird auf denjenigen Akt angewendet, welcher es zur Aufgabe stellt, etwas zu beseitigen, zu vernichten, damit es seinem eigentlichen Zwecke nicht zugeführt werde. Dieses Unrechts machen sich alle Personen schuldig, welche die Befruchtung künstlich verhindern. Ästhetische Personen haben einen Widerwillen gegen Schwangerschaftsverhütung. Andere sollen sich in Keuschheit üben, ihren Geist erstarken lassen und Sieger über niedrige, tierische Triebe werden. Auch in der Ehe kann man wie Bruder und Schwester zusammenleben; vereint in gemeinsamer Arbeit und im Dienst der Menschheit, nicht aber zu gewohnheitsgemäßen Sinnesgenuss, wie wir ihn in gemeinen und stumpfsinnigen Ehen finden. Man soll sich nur vereinigen, wenn man es verantworten kann, einen neuen Menschen ins Leben zu setzen.[5]

— ◆ —

Unverehelichter Egoist

Ein Unverehelichter bleibt immer mehr Egoist, unabhängig, unstet, von selbstsüchtigen Launen und Leidenschaften beherrscht, weniger für Menschheit, für Vaterland und Staat als für sich selbst interessiert. Ein falsches Gefühl hat sich seiner bemächtigt.[9]

— ◆ —

Unverfälschte Milch

Jung und Alt sollten nur reine und unverfälschte Milch genießen, die von unverfälschten und gesunden Tieren stammt. Doch unsere von Tee- und Kaffeetrinken verweichlichte, nervös gewordene Generation behauptet oft, Milch widerstehe ihr. Dem einen ist sie zu fett, dem anderen missfällt der sich bildende Schwerspat, der dritte kann den sogenannten Nidel – die sich bildende Rahmschicht – nicht ausstehen.[7]

— ◆ —

Ursprung des Wahnsinns

Da alle Empfindung durch die Nerven entsteht und die Wirksamkeit dieser durch die Gefäße bedingt ist, so folgt, dass der Ursprung jedes Wahnsinnes in den Gefäßen zu suchen ist. Die allgemeine Affektion des Gefäßsystems erzeugt durch Einwirkung desselben auf das Nervensystem allgemeinen Wahnsinn, und zwar Überreizung der Gefäße die wütende Manie, Abspannung derselben die gelinde Manie, gänzliche Hemmung ihrer Tätigkeit die Melancholie. Die partielle Affektion der Gefäße und durch sie der Nerven erzeugt partielle Seelenkrankheiten,

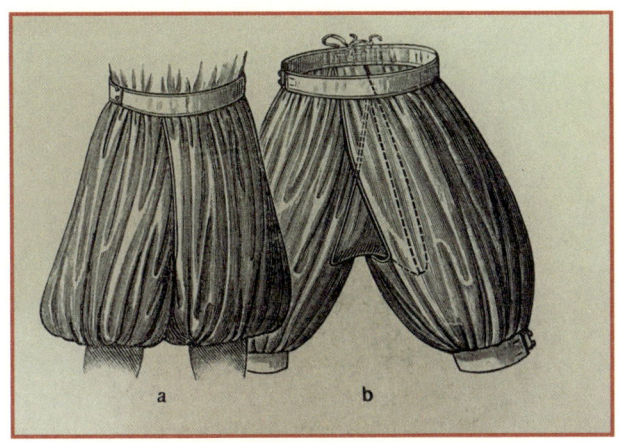

Hygienische Frauenhosen der Firma
Agnes Fleischer-Griedel & Lesemeister.
(Gesetzl. geschützt)

welche entweder Täuschungen sind (Hypochondrie, Dämo-
nomanie, Schwindel) oder Schwächen (Blödsinn, verminder-
tes Gedächtnis, verminderte Urteilskraft, verminderte Einbildungskraft).[12]

V

Vaterlandspflichten der Eheleute

Früher hat man Maßregeln, um die Befruchtung zu verhindern, als unmoralisch und gesundheitsschädlich erklärt und
dann den Eheleuten den Rat erteilt, auf den Beischlaf ganz zu
verzichten. Es ist zu tadeln, wenn Eheleute im Mittelstande die
Kinderzahl beschränken, sei es aus Bequemlichkeit, dem Hang
zum Wohlleben, aus Ehrgeiz, um eine höhere Stellung zu erreichen, als ihren Verhältnissen entspricht. Derartige Eheleute
entziehen sich der Pflicht gegenüber der Menschheit und dem
Vaterland.[6]

— ◆ —

Verdorbener Magen

Bei guter Erziehung dürfen Kinder niemals «einen verdorbe-
nen Magen» haben. Sonst macht man einen Magenaufschlag,
ein Entleerungsklistier bei 28 Grad, oder nimmt zur Verdauung einige Löffel starken schwarzen Kaffee. Manchmal hilft
Brausepulver oder ein tüchtiger Spaziergang. Der Eintritt eines starken Hungergefühls zeigt die Wiedergenesung an.[5]

Veredelung

Durch Liebe beherrscht das Weib die Welt, verschönt und veredelt sie und sich selbst und hebt den Mann zur eigenen sittlichen Höhe und Gesittung empor.[8]

— ◆ —

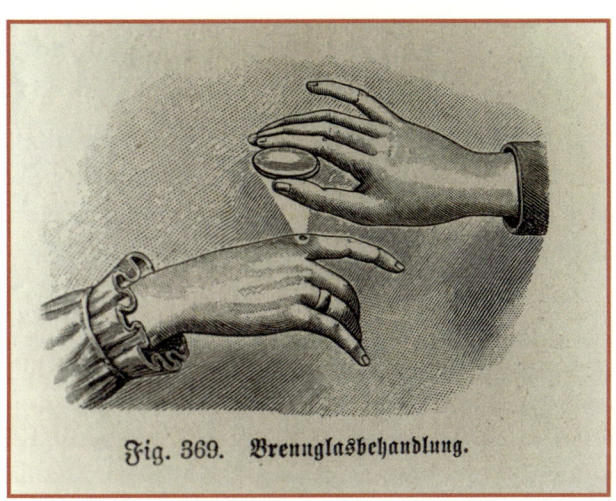

Fig. 369. Brennglasbehandlung.

Verkohlt

Professor Mehl aus Oranienburg ist es gelungen, Heilung durch
Sonnenstrahlen zu erzielen. Die durch ein Brennglas verstärk-
ten Sonnenstrahlen verkohlen krankes Gewebe.[5]

— ◆ —

Verehelichungswarnung

Söhne bewahre man vor außerehelichem Verkehr und Töchter lasse man keine Männer heiraten, die früher eine syphilitische Ansteckung erlitten haben. In zweifelhaften Fällen warte man fünf bis sechs Jahre mit einer Verehelichung.[5]

— ◆ —

Verstopfung richtig behandeln

Verstopfung behandle man durch Rumpfbeugen, zwanzigmal hintereinander ausgeführt. Nachts sollte man kalte Leibaufschläge machen und morgens, nach dem Erwachen, ein Glas lauwarmes Wasser trinken.[5]

— ◆ —

Verzogene Kinder

Eine große Schwäche der Mütter ist es, zu schlechten und dummen Streichen der Kinder zu lachen. Das heißt der Zügellosigkeit und dem Verderben die Tür zu öffnen. Hat nun die Mutter die Kinder verzogen, dann muss der Vater kommen und sie züchtigen. Wehe dem Vater, der nur zum Bangemachen und Popanz gebraucht wird, denn dies macht die Kinder verstockt.[9]

— ◆ —

Völlerei ist nichts für Weiber

Der weibliche Magen ist kleiner und weniger muskulös, wodurch seine Tätigkeit eine geringere wird und überhaupt nur eine kleine Menge von Nahrungsstoffen aufgenommen werden kann; dasselbe Verhältnis findet zwischen dem männlichen und weiblichen Darmkanal statt. Aus diesen Verhältnissen geht nun hervor, dass das Weib weit geringere Quantitäten Nahrung zu sich nehmen kann als der Mann. Deshalb ist auf die Neigung zum Essen und Trinken viel geringer, und deshalb wird das Weib gewiss sehr selten sich dem Laster der Gefräßigkeit oder Völlerei ergeben. Der weibliche Organismus vermag im Gegenteil weit längere Zeit zu hungern und zu dursten, und kann demzufolge dem Tode durch Hunger oder Durst auch längere Zeit Widerstand leisten.[9]

— ◆ —

Volksmittel Aspirin

Ich richte mein Wort gegen Aspirin, das sich zum wahren Volksmittel gegen alle möglichen Zustände richtet. Ich warne ausdrücklich vor und wende mich gegen Aspirin und dem Schlendrian, mit dem dieses Mittel in so vielen Familien jetzt als Universal-Fiebermittel gegeben wird. Es wird sicherlich nicht lange einen guten Ruf haben und somit nicht mehr verwendet werden![7]

— ◆ —

Vornehme Zurückhaltung

Die ungebildete oder auf niedriger Kulturstufe stehende Frau färbt sich in deutlicher Weise, schmückt sich mit Ringen und buntestem Tand; die gebildete und ethisch höherstehende wird stets vornehme Zurückhaltung bewahren, alles Auffällige an ihrem Äußeren vermeiden und eine natürliche Körperpflege üben.[3]

20 Jahre für die Frau, 24 Jahre für den Mann ist ungünstig, denn es führt beim Weib zu Blutarmut, Nervosität, frühzeitigem Welken und Erschlaffung der inneren Genitalien und anderen beschwerlichen Frauenkrankheiten. Dieses kann auch den Grund zur Sterilität oder zur Erzeugung schwächlicher und siecher Kinder legen. Es ist deshalb unverständlich, wenn manche Mütter ihre Töchter als halbe Kinder an den Mann bringen. Auch verspätete Ehen (vom 50. Lebensjahr an) sind nicht empfehlenswert und sogar oft gefährlich, denn sie machen blutarm, bilden die Grundlage für Ernährungsstörungen, machen äußerst reizbar und verursachen Schwächezustände.[6]

Wahnideen

Die Welt unserer Vorstellung kann auch zu krankhaften Zuständen führen. «Wahnideen» können einer Geisteskrankheit vorausgehen. Nervöse Leute, die Kummer haben, können manchmal von einer Idee ganz beherrscht werden. Die Vernunft kann ihnen sogar dabei sagen, dass es Unsinn ist, sich beherrschen zu lassen. Behandlung: Sofort Kräftigungskur einleiten! Energische, geistige Beeinflussung, Zerstreuung, Bergsteigen, Gartenarbeiten, Reisen, Diät. Beruhigende oder erregende Bäder können den bedrückenden Zustand innerhalb weniger Wochen oder Monate verändern. Der Kranke fühlt sich wie vom Bann erlöst![5]

— ◆ —

Wanzenmittel selbst zubereitet

Die frischen Triebe der Traubenholunder werden mit Wasseraufguss mehrere Stunden lang gekocht. Mit dem braun, stark färbenden, möglichst konzentrierten Absud bestreicht man die von Wanzen heimgesuchten Stellen (z. B. Tapeten, Bettsachen, Sofas). Inzwischen bereitet man einen zweiten Absud, der siedendheiss und dampfend in der Mitte des Raumes aufgestellt wird. Wenn Türen und Fenster geschlossen bleiben, wirken die stark riechenden Dämpfe wunderbar. Später ist Reinlichkeit und Sorgfalt nötig, eventuell Wiederholung der Prozedur. Die Beseitigung der braunen Flecken vom Sud ist nicht möglich.[1]

— ◆ —

Warnung vor dem Kinderfräulein

Man mache sich klar, wie wenige Mädchen wirklich aus mütterlichem Frauentrieb den Kinderfräulein-Beruf ergreifen, weil sie dagegen getrieben werden von der Notwendigkeit eines Erwerbs oder von dem Streben, eine höhere soziale Stufe zu erklimmen. Die Dienstboten kommen zu kurz, warum sollten die ihnen anvertrauten Kinder nicht auch ein Stündchen zu kurz kommen. So sitzen in sich gekehrte Mädchen, die der Lesewut verfallen sind, mit Buch oder Zeitung. Das Baby starrt in die Sonne, die anderen Kinder wühlen im Sand und stopfen sich Steinchen in Mund und Nase.

Andere Kinderfrauen mit bleichen, müden Gesichtern sinken förmlich erschlafft in sich zusammen und tauchen in lethargischer Träumerei unter, sowie sie einen Ruhesitz gefunden haben.

Andere Mädchen suchen gleichgesinnte Seelen, kichern und schwatzen, während allerlei Häkeleien oder Strickereien von emsigen Fingern für den Eigenbedarf gefertigt werden.

Andere Kinderfräuleins schlagen die kleinen Anvertrauten zornesrot im Gesicht dermaßen, dass die Kinder nach der Prozedur ganz apathisch auf einem Sandhaufen sitzen und leise vor sich hin wimmern.

Abhilfe könnte von «alten Jungfern» kommen, die mit

Geschick und Umsicht die Arbeit von planlosen Mädchen übernehmen. Oder Mütter könnten sich selbst um ihre Kinder kümmern und Dienstboten die «häusliche Arbeit» überlassen. Es könnte auch ein Verein gegründet werden für misshandelte, vernachlässigte Kinder von schlechten Kinderfräuleins.[7]

— ♦ —

Weiberkopf

Beim Kinde ist der Kopf relativ größer als beim Manne, beim Weibe ist der Kopf nicht nur absolut, sondern auch relativ kleiner. Ein kleiner Kopf umschließt natürlich auch ein kleines Gehirn.[16]

— ♦ —

Weibliche Ärzte

Ein Weib wird niemals etwas Hervorragendes auf dem Gebiet der strengen Wissenschaft leisten, denn die Natur bestimmte und befähigte es nicht zum abstrakten Wissen. Es ist eine peinliche, aber geläufige Phrase zu sagen: Die weiblichen Ärzte könnten sich auf das Gebiet des Studiums der Frauen- und Kinderkrankheiten beschränken und dadurch das weibliche Geschlecht vor der peinlichen Männerbehandlung schützen.[8]

— ♦ —

Weinkrampf

Bei Hysterischen sind Lach- und Weinkrämpfe, von den verschiedensten Reizen ausgelöst, eine nicht seltene Erscheinung. Eine davon befallene Person soll sich hinlegen, und man öffne ihr die Kleider, sorge für Luftzug und stecke die Beine in Wasser und bleibe ernst und ruhig. Mitweinen oder Lachen erhöht den Reizzustand. Nach der Beruhigung entferne man alle Menschen und beginne mit vorsichtiger Behandlung. Nervenstärkung ist angebracht. Viel Weichlichkeit, schlechte Erziehung steckt oft hinter den Wein- und Lachkrämpfen verwöhnter Mädchen und Frauen.[5]

— ◆ —

Welkende Jungfrauen

Der ärztliche Verkehr mit dem weiblichen Geschlecht hat uns Einsicht in die Welt «blühender» und «abblühender» Jungfrauen gegeben. Wir fanden heraus, wie körperliches Verstimmtsein, Konflikte zwischen Welt und Herz, Willen und Schranke, Enttäuschung und Hilflosigkeit, das Welken der Jugendblüte, dem weiblichen Dasein und Lebenszwecke als innerer Kern und Trieb dient. Wir sahen, dass die Jungfrau kränkelt, sowohl leiblich als im Gemüt und Verstande, mit zunehmend bleichen Wangen im Wechsel mit rotem Rosenschmuck, Misslaune den natürlichen Jugendfrohsinn überschattet, Leerheitsgefühl den vagen Trieb der Geschäftigkeit verdrängt, wenn die Blütezeit verstreicht und die eingebildeten Reize, Vorzüge und Erwartungen wie abwelkende Blumen herabsinken.[8]

— ◆ —

Widerstandsfähigkeit

Der direkte Zweck, die Frau zur physischen Widerstandsfähigkeit im Kampf ums Dasein zu erziehen, ist ein anderer als

der des Mannes – ihre Körperübungen werden von der des
Mannes differieren müssen. Sie werden erst dann ihr ganzes
Eigengepräge erlangen, wenn sie von Frauen ausgedacht und
von Frauen gelehrt werden. Letzteres ist schon deshalb eine lo-
gische Forderung, weil für den Körper dann am meisten durch
Leibesübung geleistet werden kann, wenn er am wenigsten be-
kleidet ist.[4]

— ◆ —

Wiederbelebung Scheintoter

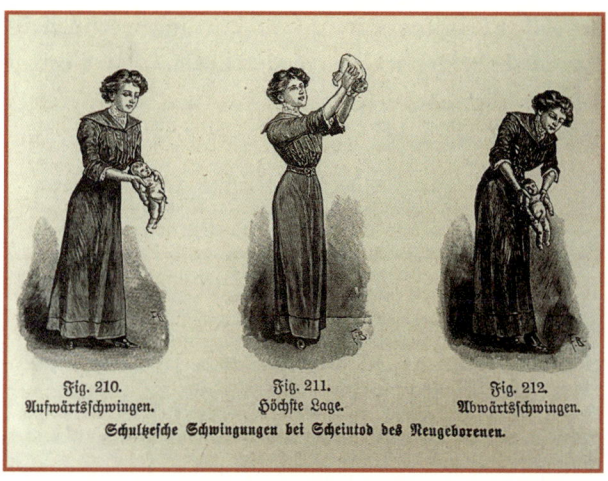

Fig. 210.
Aufwärtsschwingen.

Fig. 211.
Höchste Lage.

Fig. 212.
Abwärtsschwingen.

Schultzesche Schwingungen bei Scheintod des Neugeborenen.

Im bleichen Scheintod geborene Kinder werden vom Laien
für sterbend angesehen, wenn sie noch eine Schnappatmung
haben. Dr. Clasen geht mit einem Handgriff zur Wiederbe-
lebung asphyktisch Geborener an, er schwingt sie. Er meint,
wenn das Kind richtig geschwungen wird, kommt es zu Beschmutzung der eigenen Person und Kleidung, da das Meco-

nium des Neugeborenen weit in das Zimmer hineingeschleudert wird und die Entleerung dem Neugeborenen hilft. Im 29 Grad warmen Wasser macht er anschließend passive Exspirationsbewegungen durch Kompression des Thorax. Meiner Meinung nach bringt die mit Schwingen verbundene Abkühlung den schwachen Lebensfunken eines Scheintoten vollends zum Erlöschen.[13]

— ◆ —

Wohllüste

Mütter sollen Kinder vor traurigen Verirrungen schützen. Besonders unvorsichtiges Gebaren der Eheleute in Gegenwart der Kinder, die mehr beobachten, als man sich denkt, Romanlesen, Theater, unzüchtige Bilder usw. führen zur unwillkürlichen Erregung der Geschlechtsteile, um ein gewisses Wohllustgefühl zu empfinden. Man erziehe zur wahren Züchtigkeit, stelle die Berührung der Geschlechtsteile als etwas Verbotenes oder Hässliches dar und halte auf einen reinen Ton im Hause. So gehen herzensreine und keusche Menschen hervor!

Erkennen kann man Onanisten an: Ermüdung, Erschöpfung, große Reizbarkeit, die sich in Weinerlichkeit, Zorn, Unarten äußert, Zerstreutheit, Arbeitsunfähigkeit, blaue tiefe Ringe unter den Augen, eine fahle hässliche Gesichtsfarbe, abstoßender Gesichtsausdruck, abgebissene Fingernägel, beim Mädchen schleimiger Ausfluss aus der Scheide oder entzündete Geschlechtsteile. Bei gewissen Menschen bleiben die Kennzeichen ein Leben lang bestehen. Vor allem vererben sie den Nachkommen die Schwäche, das Merkzeichen der heutigen kultivierten Menschheit.

Behandlung: Nachts sollen die Hände auf der Bettdecke gehalten werden, oder fest geschlossene Säcke müssen getragen werden, um direkte Berührung der Genitalien zu verhindern. Auch Apparate, die umgeschnallt werden, helfen gegen Onanie. Onanierende Kinder sind Verirrte, aber keine Verbrecher, sodass man sie in ruhiger, gesunder Umgebung vor dem Schlafengehen, ernste veredelnde Erzählungen, welche wohl rühren, aber nicht aufregen dürfen, von sich selbst ablenkt.[5]

— ◆ —

Wuchernde Schweißdrüsen

Bei Schweißfüßen verhält es sich so, dass die Schweißdrüsen, die sich an der Fußsohle befinden, zu stark wuchern und infolgedessen mehr Flüssigkeit als normal absondern. Als Mittel gegen die Schweißfüße empfehlen wir Einpudern der Füße mit Puder.[1]

— ◆ —

Wunden richtig behandeln

Bei Verwundungen oder Brüchen soll als Erstes der Blutfluss gestillt werden. Unter den vom Volke gebrauchten Hausmitteln zum Auflegen auf die offene Wunden sind oft geradezu widersinnig und lebensgefährlich, z. B. ungereinigter Zunder (Feuerschwamm), Baumblätter, Charpie aus alter Leinwand oder gar, die in Österreich besonders beliebten Spinnweben, die auf Wunden gelegt werden zum besseren Heilen. Oft stirbt der Patient gerade deshalb an einer Blutvergiftung. Absehen sollte man bei Wundbehandlung auch von Quecksilbersublimat und Karbolsäure.[1]

Z

Zahnpflege

Die richtige Pflege der Zähne besteht nun aber hauptsächlich darin, dass man die Bildung der bei der Fäulnis auftretenden Zahnpilze (Bakterien) so viel als möglich zu verhindern und diese Zahn zerstörenden Schmarotzer so schnell als möglich zu entfernen oder unschädlich zu machen sucht. Zu diesem Zwecke ist ein gründliches Ausspülen des Mundes und Bürsten der Zähne erforderlich. Man setzt dem Mundwasser zweckmäßig einige Tropfen kölnischen Wassers oder eine weingeistige Lösung von Pfefferminzöl hinzu. Das Abscheuern der Zahnkrone mit einem feinen Pulver (Zahnpulver) ist unentbehrlich. Das Zahnpulver dient ferner dazu, die vorhandenen Säuren, die teils mit den Nahrungsmitteln in den Mund gelangen, teils sich dort aus den Speiseresten bilden, unschädlich zu machen.[6]

— ◆ —

Ziegelsteine

Ziegelsteine können auch Wärmflaschen oder Wärmequellen sein. Sie haben große Vorzüge, weil sie sehr billig sind, die

Wärme lange halten und feuchte Betten austrocknen, was man von heißen Wärmflaschen nicht sagen kann.[5]

— ◆ —

Zitronensaftkur

Obstkuren sind in Mode. Dazu gehört auch die Zitronensaftkur, bei der 20 bis 40 Stück Zitronen an einem Tag zu verspeisen sind. Übereifrige Zitronenesser vollbringen unglaubliche Leistungen dabei. Eine sehr bekannte Persönlichkeit hat durch den Genuss von Zitronen einen Schlaganfall erlitten und nicht seine Gicht verbessert.[7]

— ◆ —

Züchtigungsrecht

Züchtigungsrecht steht Eltern und Erziehern zu. Auch der Lehrherr besitzt das Recht der väterlichen Zucht gegenüber seinem Lehrling. Bestrebungen zur Beseitigung körperlicher Züchtungen ist ein nicht zu verwirklichendes Ideal. Das Recht auf körperliche Züchtigungen sollte auch den Strafanstaltsbeamten eingeräumt werden.[3]

— ◆ —

Zumutungen durch falsche Getränke

Will man seine Organe kräftig halten, so mute man ihnen nicht unnötige Leistungen zu. Das Leben mit seinen vielen Erregungen und Anstrengungen, Blutarmut und Nervenschwäche sorgt schon dafür, dass nur zu oft eine frühzeitige Schwächung der inneren Organe eintritt, die den in unserer Zeit so häufig in Erscheinung tretenden vorzeitigen Tod nach sich zieht. Hier hilft nur ein natürliches Getränk, das sich uns überall bietet, reines frisches Quellwasser. Doch in Städten kennt man es nicht. Städter genießen es in verdorbener Beschaffenheit. Aus Gewohnheit, der Gesellschaft wegen, aus Reizbedürfnissen werden besonders Kaffee und Tee bei der Frauenwelt in großen Mengen getrunken. Mehrmals am Tag wird in Kaffee geschwelgt, bis in die Nacht hinein Tee getrunken. Diese Getränke sind ein ausgesprochenes Herzensgift. Sie erregen das Herz und wirken auch reizend auf Darm und Niere. Sie unterstützen die Nervosität bei Frauen, verschlimmern vorhandene Krankheitszustände und sollten niemals ein tägliches Getränk werden, weder bei Jung noch Alt. Es wäre erfreulich, wenn sich anstatt dessen Malz- und Kornkaffee immer mehr einbürgern würden. Zum Glück ist Kaffee recht teuer; die arme Bevölkerung trinkt daher nur «braune Brühe», die nach Kaffee riecht, aber nicht den kräftigen «Schwarzen», sonst wären die üblen Wirkungen noch größer. Diese Brühe dient dazu, die schwere eintönige Kost von Kartoffeln und Brot leichter zu überwinden. Im Interesse der Volksgesundheit müssen wir wünschen, dass die traurige Zusammenstellung von Kartoffeln und Kaffee, hinter welcher sich so viel Elend verbirgt, bald abgeschafft werde. Auch vor Brauselimonaden sei gewarnt, sie haben manchen schon den Magen verdorben und enthalten meistens undefinierbare Zusätze.[5]

— ◆ —

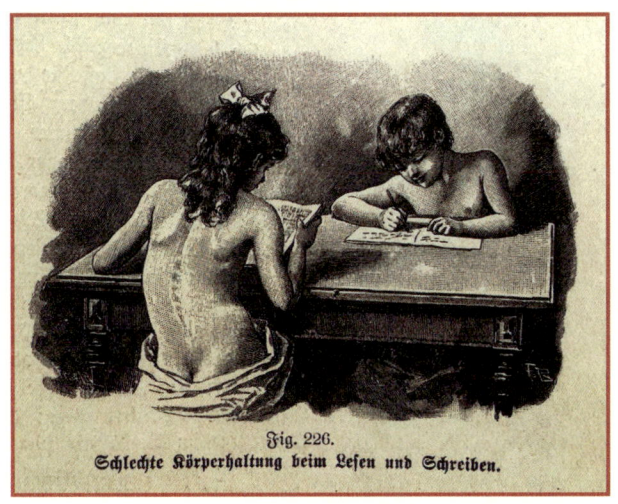

Fig. 226.
Schlechte Körperhaltung beim Lesen und Schreiben.

Zur Verhütung der Kurzsichtigkeit

Es ist bekannt, dass Schulbesuch die Jugend kurzsichtig werden lässt. Die Kurzsichtigkeit wächst jedoch nur in seltenen Fällen so schnell, dass Kinder auch blind vom Schulbesuch werden. Man sollte in erster Linie vermeiden, dass Kinder lesen, schreiben, zeichnen und handarbeiten in einem schlecht beleuchteten Raum. Besonders zur Herbst- und Winterzeit ist ein Augenmerk auf die Sehkraft der Kinder zu legen, die beim Dämmerlicht die Sehkraft verlieren. Zur rechten Zeit eine Lampe anzuzünden, ist erste Pflicht. Zu beachten ist auch, dass Kopf und Rücken bei allen sitzenden Tätigkeiten gerade zu halten sind. Der Rücken muss, um eine Beugung zu vermeiden, die zum Buckel führt, zweckmäßig an eine Stuhl- oder Banklehne angelehnt werden.[1]

TEIL 2

— ◆ —

*Die
richtig zubereitete
Krankenkost**

*19

Selbst erfahrene Hausfrauen sind oft verzweifelt, dass ein Kranker von ihnen gekochte Speisen nicht vertrüge. Bei Nachforschen fand ich heraus, dass viel zu schwer, kompliziert und ungesund gekocht wurde. Bedingung für die Krankenkost ist größte Sauberkeit und keinerlei Nachlässigkeit bei der Zubereitung. Das Einfachste, Kräftigste und leicht Verdauliche ist allein für den Kranken gut genug.

Die Zunge eines Kranken ist derart empfindlich, dass derselbe es sofort schmecken würde, wenn Suppe in einem Topf bereitet wurde, in welchem Fett oder Zwiebeln gekocht hatten. Beigeschmack kann einem Kranken die ganze Esslust nehmen. Töpfe aus Emaille müssen besonders im Inneren tadellos sein. Krankenspeisen dürfen ausschließlich im Geschirr für den Kranken gekocht werden.

Wichtig ist, dass Krankenspeisen fast gar nicht gesalzen werden dürfen. Außerdem sollen immer nur kleine Portionen gereicht werden. Erst wenn der Appetit wächst, dürfen sie größer werden. Bei vorherrschender Appetitlosigkeit kann der Kranke zu Tode erschrecken beim Anblick einer gefüllten Tasse oder eines übervollen Tellers.

GUTE SPEISEN
FÜR KRANKE

Arrow Root Wasser

Man kauft in der Apotheke *Arrow Root* und rühre einen Teelöffel voll in kaltes Wasser. Darauf gibt man zwei Tassen kochendes Wasser und lässt alles aufkochen. Mit Rotwein und Zucker gibt es ein gutes Getränk für den Kranken.

Brotwasser

Man nehme einige Stücke Schwarzbrot, röste sie und lege sie in einen Porzellantopf. Dann schütte man kochendes Wasser darüber und lasse es einige Stunden stehen. Das kalte Brotwasser gebe man gesüßt dem Kranken, was sehr nahrhaft ist.

Eiweißwasser

1 Teelöffel Zucker, ¼ Liter abgekochtes Wasser, ein wenig Salz, verrührt das Ganze und gibt dann noch das Weiße eines Hühnereis unter starkem Rühren hinzu, um dann alles durchzuseihen. Ein kleiner Guss Kognak dient der Hebung des Geschmacks.

Hafergrützensuppe

Auf zwei Liter Wasser gibt man zwei Kochlöffel amerikanische oder schottische Hafergrütze. Die Grütze wird mit kaltem

Wasser aufgesetzt. Man rühre sie ständig um und beachte, dass sie nicht zu kochen aufhört für drei bis vier Stunden. Dann wird sie durch ein feines Sieb gestrichen, gerührt und geschlagen, dass sie nicht klumpt. Eventuell muss sie mit kochendem Wasser und einem Stück Butter und ein wenig Salz noch einmal aufkochen. Man kann die Suppe auch süß mit nicht zu wenig Zucker servieren. Auch schmeckt die Grütze mit getrockneten und gekochten Katharinenpflaumen gut.

Hirnbrei

¼ Pfund Hirn muss man kochen, wiegen, und durch ein feines Sieb streichen. Dazu gebe man Eigelb, Butter, Salz und süßen Rahm und lasse dies zu einem dicklichen Brei kochen.

Kalbsbries oder Kalbsmilch

Man nehme ganz frische Briesen von einem jungen Kalbe und koche sie mit kaltem Wasser und Salz weich. Danach ziehe man die umgebende Haut sorgfältig ab. Man wende die Stücke in Eigelb und Krumen und brate sie in Butter hellbraun.

Kalter Fleischsaft

⅔ Pfund schieres, frisches Rindfleisch. Fein gehackt in ein Porzellangefäß getan, tröpfle man fünf bis acht Tropfen konzentrierte Salzsäure darauf, die man aus der Apotheke holt.

Darauf gebe man eine Tasse vorher abgekochtes, aber kaltes Wasser. Zugedeckt muss das Gefäß fünf Stunden stehen.

Dann gießt man den Saft durch ein Mulltuch und gibt dem Kranken alle zwei bis drei Stunden ein kleines Weinglas voll.

Einem kleinen Kinde gibt man etwa einen Kinderlöffel voll.

Der Fleischsaft hält bei kühlem Wetter wohl zwei Tage.

Kraftbrühe

Sie besteht in einem ¾ Pfund schieres Rindfleisch ohne Knochen und Fett, das drei bis vier Stunden gekocht und durch ein feines Sieb gepresst wurde. Man serviert dem Kranken dreimal am Tag eine halbe Tasse voll.

Künstliche Ernährung

Die Temperatur eines Nährklistiers soll 37 bis 38 Grad betragen. Man verwendet ein weiches Darmrohr mit einer Klemmschraube, um den Zufluss nach Belieben abzustellen.

Es wird empfohlen, das Klistier mit folgenden Rezepten tropfenweise zu verwenden:

1. 2 Esslöffel Weizenmehl, 150 ccm lauwarme Milch, 1 oder 2 Eier, 3 g Kochsalz und 50 – 100 ccm Traubenzuckerlösung.
2. 2 EL Dextrin, 7 g Kochsalz, 30 g Alkohol, 1 l Wasser. Das Ganze auch mit 50 g Riba (Nährpräparat) anreichern. Man kann auch etwas Rotwein dazugeben.

Milch

Kranke, die nichts vertragen, freuen sich über kalte Milch mit Cognac. Schluckweise eingeflößt, sind sie oft das einzige Zufluchtsmittel bei Erbrechen.

Roher Fleischsaft

¼ Pfund feingehacktes Fleisch wird mit Wasser und Salz vermengt, unter einem Deckel gepresst und 20 Minuten kalt gestellt. Der abfließende Saft kann ungeseiht verwendet werden.

Taubensuppe

Eine saubere und gerupfte Taube wird mit einem Liter Wasser zu Feuer gebracht und muss zwei Stunden langsam gekocht

werden. Das weiche und zarte Brustfleisch wird von den Knochen gelöst und ganz fein gewogen. Darüber gießt man die
Suppe, die auch mit Graupen zubereitet werden kann, die besonders bei Verstopfung sehr gut ist.

Weingelee
¼ Liter Weißwein, 100 g Zucker, etwas Zitronensaft, 50 g Gela-
tine kurz zusammen kochen und dann kaltstellen.

TEIL 3

— ◆ —

*Bewährte
Hausmittel**

*1,3,5,7

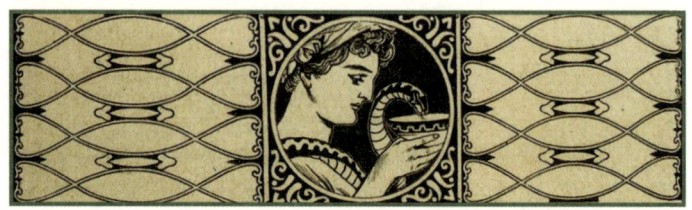

Die besten Hausmittel bei Krankheiten sind frische Luft und gutes Wasser. Zusätzlich beachte man grundsätzlich dies:

Atmung

Künstliche Atmung, die jeder erlernen kann, bringt alles weg, was überflüssig und schädlich ist. Das Gift dabei ist die Kohlensäure. Sache der Atmung ist es, dieses Gift zu entfernen. Durch Atembewegungen beseitigen die Lungen dieses Gift und machen das Blut nährfähiger. Wenn jedoch die Schlacken des Atmungsprozesses, also die Abfälle, immer wieder eingeatmet werden, empfinden die Lungen sozusagen einen Ekel gegen das Atmen. Wenn sich die zivilisierte Menschheit also die meiste Zeit in geschlossenen Räumen aufhält, so ist es nicht übertrieben, das vorhandene Siechtum auf die Fehler und Mängel des Atmens zurückzuführen. In der freien Zeit sollte man deshalb durch gymnastische Übungen und Fußwanderungen im Freien die Atemtätigkeit unterstützen.

Bewegungen

Es gibt viele Nachteile, die durch den Mangel an Bewegung oder durch ungenügende Anwendung an Leib und Seele erwachsen. Die Atmung ist ungenügend. Es findet infolgedessen eine abnorme Blutbildung statt. Das Blut wird besonders mit Fetten und Salzen überladen. Es zirkuliert träge, der Appetit stumpft sich ab, die Verdauung wird mangelhaft, und es bilden sich krankhafte Ablagerungen. Hämorrhoiden, Rheumatismus, Gicht u.s.w. kommen zur Ausbildung. Die Stimmung wird ärgerlich, hypochondrisch, unleidlich. Verbindet sich damit noch eine verkehrte Diät mit Anwendung von Reizmitteln (Kaffee, Tee, Alkohol), so wird mit der Zeit ein krankhafter Zustand erreicht, der die Aussicht auf Besserung ausschließt.

Lage, hohe

Wenn ein Glied so schwer verletzt ist, dass bereits die Blutzirkulation still steht und Brand droht, was sich dadurch zeigt, dass es blau und kühl wird. Die hohe Lage oder Hängen eines

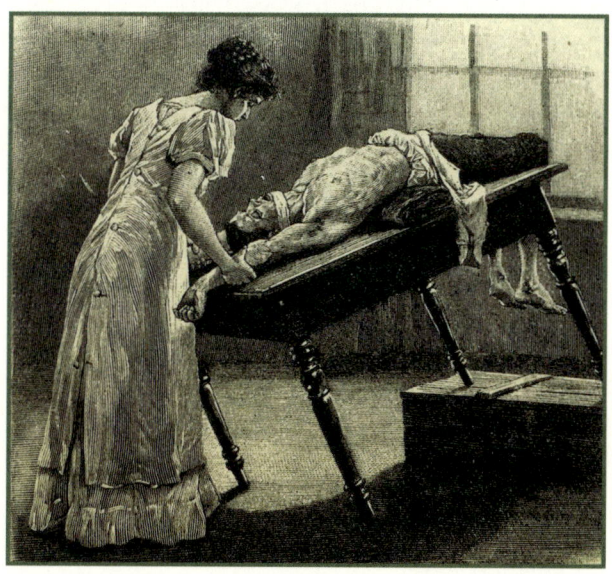

solchen Gliedes hat schon oft den Brand verhindert und die Schmerzen beseitigt.

Lage, tiefe

Wenn sich jemand fast verblutet hat und sterbend ist, weil an dem wichtigsten Teil des Gehirns nicht mehr genügend Blut hinfließt, so legt man den Kopf tief und hält die Füße in die Höhe. Nach dem Gesetz der Schwere läuft nun wieder Blut in das verlängerte Mark und zum Gehirn, und die Lebensgefahr ist beseitigt.

Massage

Massage hat den Vorteil vor allen Heilverfahren, dass man sie in den meisten Fällen selbst anwenden kann. Im Falle der Unwissenheit eines Patienten wird es dem behandelnden Arzt nicht ermangeln, die nötigen Anweisungen dazu zu erteilen. Auch der Magnetismus ist von Wichtigkeit, und in welcher Weise die massierende Person durch ihre physischen und geistigen Eigenschaften diese geheimnisvolle Kraft zu wecken und in Fluss zu bringen versteht. Ein sympathischer Eindruck kann schon viel bewirken: Eine antipathische Person sollte man nicht beim Massieren und Magnetisieren zulassen.

Ruhe

Sie ist für alle Entzündungen und Wunden das Hausmittel Nummer Eins. Die beste Behandlung kann eine entzündete Hand oder Wunde nicht heilen, wenn sie nicht ruhig gestellt wird.

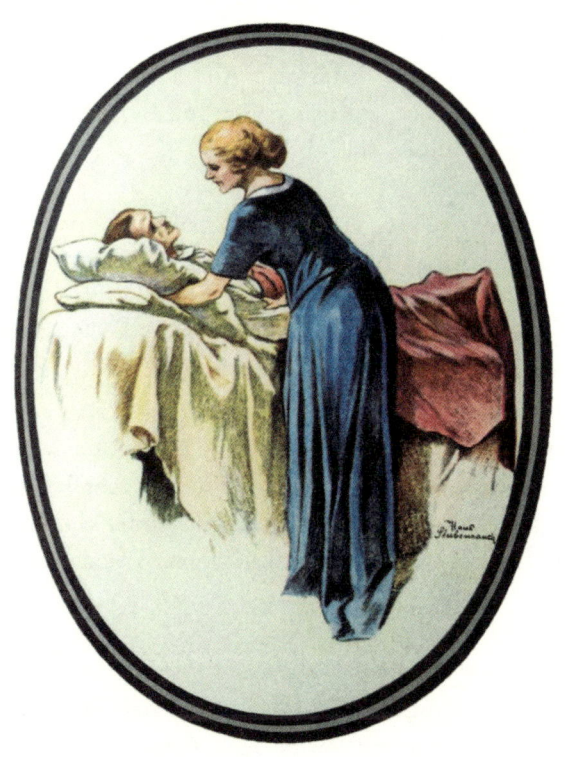

Allgemeine Regeln zur Verwendung von Kräutermitteln

Man vermeide, Kräutermitteln Tierfette beizumischen, wie z. B. nach altem Brauch Schweinefett, denn das sind Bestandteile von Leichen und haben bekanntlich die Eigenschaft, bald ranzig zu werden. Dasselbe gilt für Butter. Die überdies oft verfälscht und gefärbt ist und Kochsalz enthält. Man wähle deshalb Pflanzenfett oder Öle. Fester werdende eignen sich zu Salben, wie Kokosnuss (Palmin), Kakaobutter etc. Möglichst keinen Alkohol bei der Herstellung von Kräutersäften verwenden. Sie fördern die Alkoholsucht und reizen Magen und Nerven. Gelten lassen kann man Alkohol nur bei kräftigen Tinkturen und zum seltenen und tropfenweisen Gebrauch. Alle «Kräuterweine» sind abzulehnen.

Abortus
befördernd: Ananas, Beifuß, Knoblauch
verhindernd: Rataniawurzel, Salbei

Ansteckung
Vorbeugend: Raute, Salbei, Krauseminze, Rosmarin: alles klein geschnitten, gut gemischt, mit ¼ Liter guten Weinessig übergossen, gut verschlossen, nahe dem Ofen acht Tage stehen lassen, dann durchseihen, 30 Gramm Kampfer zusetzen und mit dieser Flüssigkeit das Krankenzimmer täglich mehrmals besprizten.

Aphten
Salbei, Veilchenwurzel und Arnika zu gleichen Teilen. Für Erwachsene kann man mit Vorteil auch Tannin hinzutun. Man spritzt mit einer Glasspritze, Temperatur 25 Grad, den Mund aus und reibe niemals mit einem Läppchen den Mund aus.

Appetitanregend
Tausendgüldenkraut, Anis, Alant und Fenchel.

Augenkatarrh
Vor dem Schlafengehen verdünne man einige Tropfen Honig in einem Löffel mit warmem Wasser und träufle einige Tropfen davon in die Augen. Das Verschleiertsein des Blickes wird nach einigen Tagen behoben sein.

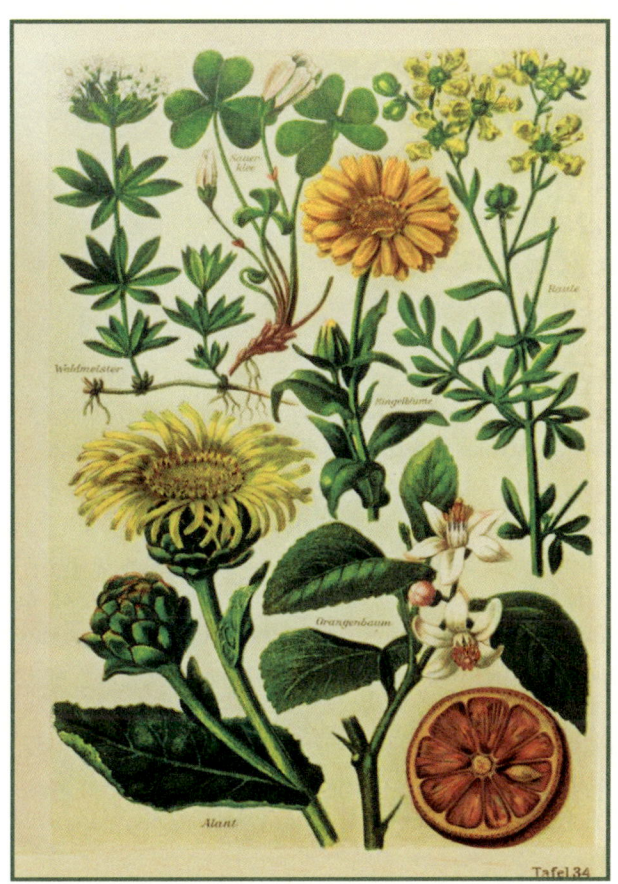

Bleichsucht
Enzian und Vanille als Tee

Blutflüsse bei Frauen
Tormentil, Frauenmantel, Zinnkraut zu gleichen Teilen. Kalt
dreimal täglich eine kleine Tasse trinken. Kaffee, Suppen, chinesischer Tee vollständig meiden.

Haarwasser

Birkensaft, Brennnessel, Arnika und Klettenwurzel ¼ Stunde in 1 Liter Wasser kochen und den Kopf täglich mit dieser Flüssigkeit einreiben, befördert den Haarwuchs.

Katarrh der Luftwege

Man gebe kochsalz- und kohlensäurehaltiges Selterswasser, auch gerne mit Milch gemischt.

Klistiere

Beruhigend: Eibisch ⅛, Kümmel ⅛, Kamille ⅜, Melisse ⅜. Treibend: Arnika, Schafgarbe, Engelwurz.

Kurzer Atem

Man nehme ½ Liter frische Wachholderbeeren vom Stock und begieße sie mit einem Liter Fruchtbrandwein. Lasse es an der Sonne einige Zeit stehen und nehme davon morgens, mittags und abends mindestens ein Gläschen.

Leberflecke

Tormentilseife oder Kaiserborax mit Rosenwasser mischen und sich damit morgens und abends das Gesicht waschen oder die Hände einweichen.

Menstruation

Stockend: Alantwurzel, Aloe, Angelika, Cypergras, Weinraute, Kresse. Es kann eventuell auch Eisenkraut, Myrrhe oder Schafgarbe verwendet werden.
Zu stark: Eukalyptus, Weide, Tormentil und Fingerkraut.

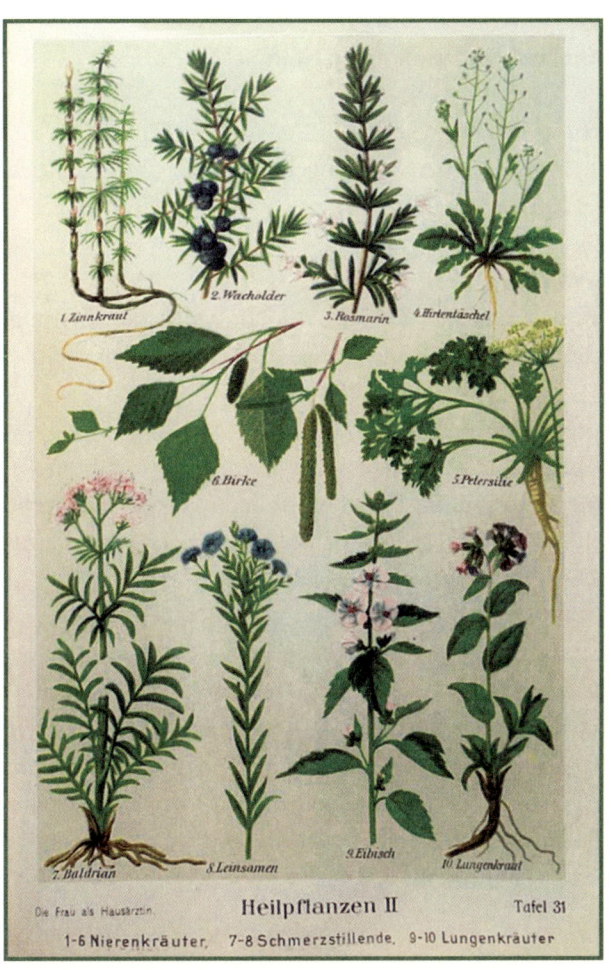

1. Zinnkraut 2. Wacholder 3. Rosmarin 4. Hirtentäschel 6. Birke 5. Petersilie 7. Baldrian 8. Leinsamen 9. Eibisch 10. Lungenkraut

Heilpflanzen II

Tafel 31

1-6 Nierenkräuter, 7-8 Schmerzstillende, 9-10 Lungenkräuter

Muttermilch, zur Anregung derselben

Brennnessel ⅛, Basilikum ⅛, Kümmel ⅜, Anis ⅜.

Nachtschweiße

Man trinke vor dem Schlafengehen ein Glas Milch mit einem Löffel Kognak.

Nasenbluten

Man lege ein kleines Stückchen nicht bedrucktes Zeitungspapier unter die Zunge und lässt es dort einige Zeit ruhen.

Naseneiterung

Wollkraut mit Zinnkraut, oder Beinwell mit Bibernelle zur warmen Ausspülung. Vorher unbedingt die Kräuterbrühe durch weißen Tüll seihen, damit keine reizenden Pflanzenbestandteile in die Nasengänge gelangen

Runzeln

Salbe: Weißes Wachs, Lilienöl, je 25 Gramm, etwas Honig und Zwiebelsaft (ausgekocht und ausgepresst), etwa 15 Gramm. Alles so lange kochen und rühren, bis die Salbe sich streichen lässt. Nach einer Gesichtswaschung mit kaltem Wasser abends die Salbe aufstreichen und morgens mit weichem Lappen abreiben.

Seitenstechen

Es kann eine Folge von Blähungen sein oder verdorbenem Magen. Man bekämpfe es durch Magenpflaster, Reiben der Magengegend und Spaziergehen.

Übler Mundgeruch

Ein einfaches Mittel dagegen ist, etwas Holzkohle zu kauen und zu verschlucken.

Weißer Frauenfluss

Ausspülung mit Taubnessel, Benediktenkraut, Fünffingerkraut, Frauenmantel. Zu beziehen bei Reichlin in Mels/ Schweiz unter «Frauentee». Man trinke auch täglich zweimal davon eine Tasse. Spülungen: Schafgarbe mit Rosmarin.

Wespenstiche

Wenn man im Hals oder Mund gestochen wird, nehme man einen Kochlöffel voll Kochsalz mit etwas Wasser angefeuchtet und verschlucke diesen langsam. Geschwulst und Schmerzen verschwinden dabei in kürzester Zeit. Dies einfache Mittel hat schon manchen vom Tod gerettet.

Wurmmittel

Klistier von Milch und halb Wasser, in welchem Knoblauch ausgekocht wurde. Stärker wirkt es, wenn man Wermut zusetzt. Man kann die Mischung auch abends trinken.

Pflanzenmittel, deren Benützung Vorsicht erfordert

Aloe Vulgaris, Basilikum, Chinesischer Tee, Farnkraut, Maiblume, Muskatnuss, Myrrhe, Pfeffer, Safran, Schöllkraut, Schwarzer Kaffee, Schwarzkorn (Ergotin), Senf, Spanischer Pfeffer (Beißbeere), Vanille, Veilchenabkochung, Zimtöl.

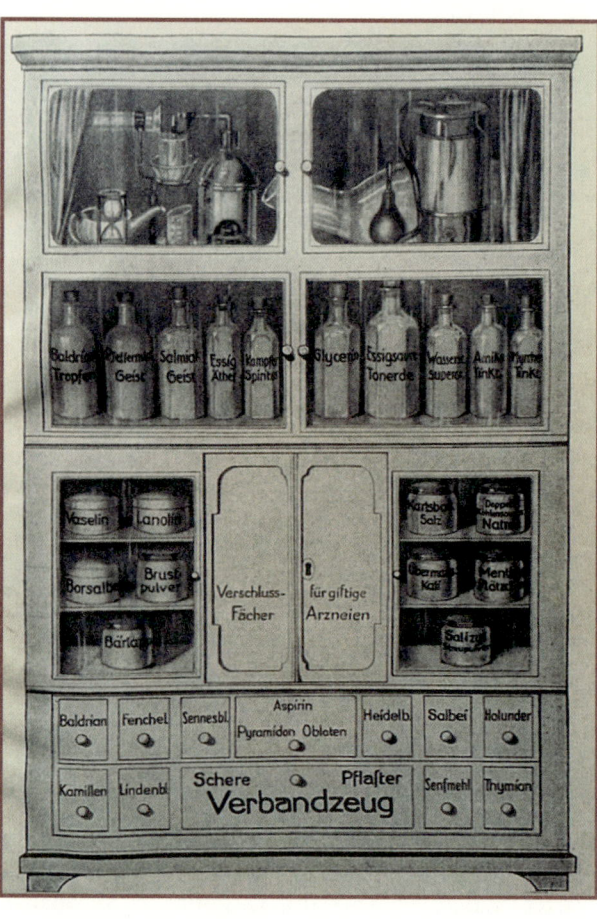

TEIL 4

— ✦ —

*Wie man
die eigene
Hausapotheke
anlegt**

*³

Nicht immer, und besonders auf dem Lande, ist der Arzt sofort zur Stelle. Durch die Anwendung eines passenden Mittels kann man aber dem Erkrankten inzwischen Erleichterung verschaffen, oft sogar eine große Gefahr abwenden. Eine gut eingerichtete Hausapotheke sollte deshalb in keiner Häuslichkeit fehlen. Man sollte sie jedoch nicht an einer unpassenden, warmen Stelle hängen, z. B. dicht bei der «Kochmaschine». Das Apothekenschränkchen sollte keine abschließbaren Türen haben, um im Notfall für jeden zugänglich zu sein. Abschließbar sollte es jedoch sein für gelegentlich vom Arzt verordnete stark wirkende oder giftige Arzneien.

So sieht der Inhalt einer guten Hausapotheke aus:

Die Gerätschaften

Fieberthermometer
Klistierspritze
Spülkanne mit Ansatzstücken (einfetten nicht vergessen)
Scheidenrohr
Ölspritze für Glyzerineinläufe bei hartem Kot
Gummi-Einlagen für das Bett
Luftkissen zum Verhüten vom Wundliegen
Bauch- oder Wärmflasche
Dampfkruken (irdene Krüge) zur Schwitzpackung
Badethermometer

Sitzbadewanne
Spitze Pinzette zur Entfernung von Splittern
Spezielle Schere
Sicherheitsnadeln
Einnehmegläschen
Binden aus Leinen, Flanell und Rohseide für Umschläge
Flanelltuch für Wickel
Guttapercha oder Öltuch (Billroth-Batist)
Für Verbände: Watte, Mullbinden, dreieckige Tücher,
    Leukoplast, Bardellabinde für Brandwunden

Die Salben, Pulver, Tropfen und Tinkturen

Arnikatinktur: feuchte Verbände, nicht bei offenen Stellen
Aspirinpulver: bei Erkältung vor dem Schlafengehen
Bärlappsamen: als Brechmittel
Baldriantropfen: zur Beruhigung und Schlafen
Borsalbe: desinfizierende Wundsalbe
Brausepulver: bei Blutandrang, Sodbrennen und Erregung
Brustpulver: gegen Verstopfung bei Kindern
Doppelsaures Natron: bei Sodbrennen, saurem Aufstoßen
Eichenrinde: für Klistiere oder Bäder
Einnahme-Oblaten: zur Verabreichung von Pulvern
Essigäther: bei Ohnmacht, Einreiben Schläfen und Riechen
Essigsaure Tonerde: bei Entzündungen
Frauenmantel: für Scheidenspülungen, gegen Frauenleiden
Gebranntes Magnesia: bei Magenbeschwerden, Blähungen,
    Sodbrennen
Glyzerin: aufgesprungene Haut
Hoffmannstropfen: bei Ohnmachten, Schwindel, Magen-
    krampf

Kampferspiritus: bei Muskel- und Gelenkschmerzen
Karlsbader Salz: gegen Stuhlträgheit
Kremortartari: bei Blutwallungen, Hämorrhoiden und
   Schwindel
Lanolin: gleiche Zwecke wie Vaselin
Lycopodium (Bärlapp): bei nässendem Ekzem oder Stellen
Mandelöl: zur Linderung von Entzündungen
Mentholplätzchen: gegen Rachenkatarrh
Myrrhentinktur: zum Mundspülen und Zahnschmerzen
Pfefferminzgeist: gegen Übelkeit
Pyramidontabletten: bei Kopf- oder Zahnschmerzen
Rhizinusöl: als Brech- und Abführmittel
Salizylstreupulver: gegen Wundlaufen der Füße
Salmiakgeist: Insektenstiche oder Ohnmacht
Tormentil: gegen Blutungen und Durchfall
Übermangansaures Kali: Desinfektion von Wunden
Vaselin: Einfetten trockener Stellen, Lippenpomade
Wasserstoffsuperoxyd: zum Gurgeln bei Halsschmerzen

Schubfächer mit Tee

Baldrian: zur Beruhigung und Schlafmittel
Fenchel: bei Verdauungsstörungen oder Blähungen
Heidelbeeren: gegen Durchfall
Holunderbeeren: zur Schweißerzeugung
Kamillen: bei Magenschmerzen, Erweichung von Geschwüren
Lindenblüten: schweißtreibend
Salbei: zum Gurgeln
Senfmehl: Breiumschläge zum Ableiten des Blutes
Sennesblätter: als Abführmittel
Thymian: zum Gurgeln

KLÄRENDE WORTE
ZU UNKLAREN WORTEN

Abortus – Fehlgeburt, Schwangerschaftsabbruch
affizieren – krankhaft verändern, angreifen
Arrow Root – Pfeilwurz
Bleichsucht – Blutarmut
Dyskrasie – Störung, Ungleichgewicht
Englische Krankheit – Rachitis
Fallsucht – Epilepsie
Kalbsbries – Gericht aus der Wachstumsdrüse des Kalbs
Katarrh – Schnupfen
Kongestion – Verstopfung
laborieren – leiden
Laxantien – Abführmittel
Nates – Gesäß
Neurasthenie – Nervenschwäche
Schlagfluss – Schlaganfall
Skrofeln – Hauterkrankung
Tarlatan – grobe Stoffmischung

VERZEICHNIS DER
VERWENDETEN BÜCHER

(*1)   Feierstunden. Illustriertes Unterhaltungsblatt für jedermann, 1890.

(*2)   Der Naturarzt Prof. Dr. Schönenberger, 1902.

(*3)   Schroot, Ad. (Hrsg.): Der praktische Universalratgeber. Illustriertes Haus- und Nachschlagebuch für alle Fälle des täglichen Lebens, 1900.

(*4)   Mensendieck, Bess M.: Körperkultur des Weibes, 1902

(*5)   Fischer-Dückelmann, Dr. med. Anna, in Zürich promoviert: Die Frau als Hausärztin. Ein ärztliches Nachschlagebuch, 1908.

(*6)   Bock, Dr. C. E.: Das Buch vom gesunden und kranken Menschen (1. und 2. Band), 1878 und 1904.

(*7)   Kneipp-Blätter. Zeitschrift für arzneilose Heilmethode und naturgemäße Lebensweise, 19. Jahrgang, 28. 7. 1909.

(*8)   Klencke, Dr. med. Hermann: Das Weib als Jungfrau, 1887.

(*9)   Kreß, Dr. med. O.: Die Geheimnisse der Zeugung und das Geschlechtsleben des Menschen, 1900.

(*10)   Kaiserliches Gesundheitsamt: Gesundheitsbüchlein, 1894.

(*11)   Platen: Die neue Heilmethode. Band 1–3, 1896.

(*12)   Püschman, Dr. med. Th.: Handbuch der Geschichte der Medizin, 1905.

(*13)   Zeitschrift für praktische Ärzte, 1896.

(*14) Universum. Illustrierte Zeitschrift für die Deutsche Familie, 1892.

(*15) Freimann, Max: Über den physiologischen Stumpfsinn des Mannes, 1905.

(*16) Möbius, Dr. P. J.: Über den physiologischen Schwachsinn des Weibes, 1903.

(*17) Katholische Moraltheologie, 1884.

(*18) Koßmann, Prof. Dr. R., Weiß; Priv.-Doz. Dr. Jul.: Mann und Weib, 1890.

(*19) Daheim-Kalender für das Deutsche Reich, 1901.

(*20) Daheim-Kalender für das Deutsche Reich, 1909.

Helene Sommerfeld
Die Ärztin: Die Wege der Liebe

Berlin, 1915: Die Millionenstadt ist gezeichnet von den Wirren
des Krieges. Während Tausende Männer auf dem «Feld der Ehre»
ihr Leben verlieren, behandelt die Ärztin Ricarda Thomasius an der
Charité Arbeiterinnen, die sich unter unmenschlichen Bedingungen
in den Munitionsfabriken verletzen. Gleichzeitig droht Ricardas Fa-
milienglück zu zerbrechen. Sohn Georg wird an der Front vermisst,
das Verhältnis zu Tochter Henny liegt in Scherben, und Nesthäkchen
Antonia testet ihre Grenzen aus. Die Ärztin will um ihre Kinder
kämpfen. Doch es gibt Verletzungen, die selbst die Liebe nicht so
einfach heilen kann. Als das Schicksal zuschlägt, muss Ricarda sich
ihrer Vergangenheit stellen. Dort, wo alles begann …

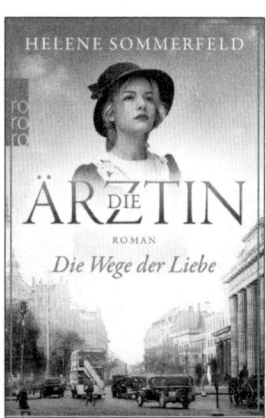

Weitere Informationen finden
Sie unter **rowohlt.de**

575 Seiten